糖尿病与糖尿病足知识问答

主编 闫雅凤

科学出版社

北 京

内 容 简 介

本书共 12 章，用通俗易懂的语言介绍了糖尿病诊疗方面的知识，包括血糖监测管理、动态血糖监测、胰岛素管理、胰岛素泵治疗，以消除糖尿病患者认识误区，提高自我保健意识；对糖尿病饮食、糖尿病运动，特别对糖尿病足预防与治疗加以详细阐述，指导糖尿病患者更加有效地进行居家保健；列举了常见内分泌专科试验、常见糖尿病患者口服药物、常用胰岛素注射液的使用等。

本书图文并茂，一问一答，形象直观，有较强的实用性和指导性，是糖尿病患者必备的健康读本，同时适合临床护理人员和医学院校护理专业学生及社区医护人员参考。

图书在版编目（CIP）数据

糖尿病与糖尿病足知识问答 / 闫雅凤主编. --北京：科学出版社，2024. 6. --ISBN 978-7-03-078862-7

Ⅰ. R587.1-44

中国国家版本馆 CIP 数据核字第 2024Z69V15 号

责任编辑：郝文娜 / 责任校对：张 娟
责任印制：师艳茹 / 封面设计：艺澜轩

科学出版社 出版
北京东黄城根北街 16 号
邮政编码：100717
http://www.sciencep.com
三河春园印刷有限公司印刷
科学出版社发行　各地新华书店经销
*
2024 年 6 月第 一 版　开本：720×1000　1/16
2024 年 6 月第一次印刷　印张：9 1/2
字数：201 000
定价：58.00 元
（如有印装质量问题，我社负责调换）

编著者名单

主　编　闫雅凤

副主编　李　楠　秦　峰　彭丽丽

编著者　（按姓氏笔画排序）

　　　　　马　静　马腾霄　王　丹　闫雅凤

　　　　　李　楠　张　帷　张　维　张刘洋

　　　　　张雪珂　屈太梅　钟文文　秦　峰

　　　　　彭丽丽

序

积极开展针对糖尿病的健康教育，可以帮助患者获得正确的糖尿病知识，改变一些不良的生活方式，对于健康人群，可以提高人们的预防意识，最大限度地减少糖尿病带来的健康隐患。作为一名医学工作者，我深知健康教育在糖尿病康复过程中的重要作用。

由于中国老龄化严重，慢性病愈发常见，但因固有的思想观念，糖尿病并未受到很大程度的重视，随之衍生的多种糖尿病并发症也愈演愈烈。我非常希望国内能编著一本广泛受众的健康教育书籍，可以系统化、标准化、精细化地指导人们开展健康的生活方式，远离糖尿病的困扰。

当解放军总医院糖尿病护理专家、中国老年学和老年医学护理照护分会常委委员闫雅凤找到我，提出要编著糖尿病相关知识问答的想法时，我感到很是欣喜。首先，我很敬佩她的社会责任感，她在工作实践中意识到糖尿病健康教育已成为患者及潜在患者缺失的重要一环，不惜牺牲大量时间率领团队为每名患者进行个性化教育。在教育过程中发现了难以开展的问题，并解决问题。其次，我很敬佩她的大爱无疆，将糖尿病的健康教育、糖尿病足治疗与管理的前沿理念，不断推向社区、干休所，惠及更多需要帮助的糖尿病患者。

我有幸阅读了该书的初本，对里面的编排形式很赞同。该书以简洁易懂的语言阐述了糖尿病的演变过程，并将各类器官的并发症详细解释，加深了读者的印象，提高了大家的自我监测意识。另外，该书兼顾老年糖尿病患者的特点，采用一问一答的形式，使每个知识点更易牢记，同时图文并茂，适合各类人群阅读。

"千淘万漉虽辛苦，吹尽狂沙始到金"。我相信，只要我们同舟共济，一定会让糖尿病患者迎来崭新的明天。

北京大学护理学院

郭桂芳　教授

2024 年 2 月

前　言

健康教育的核心是教育人们树立健康意识，提高生活质量，并对教育效果做出评价。

随着人们生活水平的提高，多油、多糖、饱餐现象越来越普遍。加之工作压力大，饮食不规律，缺乏运动，糖尿病的患病人数越来越多。缺乏糖尿病相关知识的教育，已成为我国国民健康面临的重大问题。

解放军总医院的编者团队收集各方面的资料，将国际前沿的糖尿病健康教育知识与理念同我国糖尿病临床研究相结合，编著了这本适合我国糖尿病人群阅读的健康教育知识读本。

编者在解放军总医院第二医学中心——国家老年临床研究中心工作中，有幸接触了大量糖尿病人群，在工作实践中结合实际，做出实地调查。本书介绍了糖尿病基础知识，急慢性并发症，采取一问一答的形式，将糖尿病治疗过程中涉及的饮食、运动、药物进行详细讲解，特别是对热点糖尿病足的预防、治疗进行阐述，并配以图片，减轻了高龄老人或阅读能力相对较低的糖尿病人群的阅读压力。本书还介绍了糖尿病早期症状及预防措施，以期提高广大读者的防护意识和健康意识。本书实用性、先进性强，也可作为相关专业医生、护士的学习教材。

本书承蒙郭桂芳教授给予指导，并为本书作序。鉴于目前糖尿病健康教育相关知识的不断更新，书中不足之处，敬请各位读者赐教匡正。

闫雅凤

解放军总医院第二医学中心

2024 年 2 月

目　录

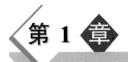

第 1 章

认识糖尿病

1 史料中如何记载糖尿病？

早在公元前 1550 年，古埃及人就描述了"多尿"这一临床症状，印度梵古文医书中有一段对糖尿病的精彩描述："这是一种非常可怕的痛苦，在人类中并不经常出现，患者溶化的肌肉和肢体流入尿中。患者的小便如同开了闸门的渡槽，再也不能停止。患者的生命是短暂的、不愉快的、充满痛苦的。没有止境地饮水，却与大量尿液不成比例，并且还会引起更多的排尿。人们无法控制这些患者的饮水或排便，如果让这些患者禁止饮水，片刻，他们的嘴就会变得非常炙热，他们的身体会干枯，内脏好像要被烧焦，患者将会反复出现恶心、疲劳、烦渴，并且他们会死亡。"

2 什么是糖尿病？

糖尿病是以持续性高血糖为基本生化特征的代谢类疾病，而高血糖是由于胰岛素分泌缺陷或其生物作用障碍，或者两者同时存在而引起。糖尿病将导致各种组织，尤其是眼、肾脏、神经、心血管及脑血管的长期损伤、功能缺陷和衰竭。糖尿病主要分为 1 型糖尿病、2 型糖尿病、特殊类型糖尿病和妊娠糖尿病。

3 糖吃多了就会患糖尿病吗？

现在糖尿病越来越普遍，但还是有很多人以为糖尿病是因为吃糖吃多了。今天，就带大家深入了解一下糖尿病：糖尿病中"惹祸"的糖并非我们平常吃的糖，实际上是部分食物在体内转化生成的葡萄糖。当体内产出超过机体所需要的葡萄糖时，会有一种激素来安排葡萄糖的去向，这个激素就叫胰岛素。胰岛素有位"领导"叫 B 细胞，它合理安排胰岛素的工作。

糖尿病是如何形成的呢？举例说明：老李年轻时喜欢运动，并且饮食有规律，在这期间体内葡萄糖消耗较多，胰岛素的工作相对比较轻松。参加工作后，老李开始吸烟并缺乏运动，体内积攒的葡萄糖比较多，胰岛素就会忙起来。这样的生活一直持续，使老李的体重不断增加，越来越"发福"，住在体内的那些 B 细胞和胰岛素在这种长期高负荷状态下不能再胜任自己的工作，糖尿病也就一步步形成了。

4 哪些人容易患糖尿病？

超重、肥胖者，男性腰围≥90cm，女性腰围≥85cm；40 岁以上的中老年人。
有糖尿病家族史（直系亲属，包括父母及兄弟姐妹）。
高血压、高血脂患者。
有巨大儿（出生时体重≥4kg）生产史或妊娠糖尿病病史者。
吸烟、体力活动少（平均每日少于 30min）、生活压力大、精神持续紧张者。
长期失眠或睡眠时间过长者。
长期接受抗精神病药物和（或）抗抑郁药物治疗者。
以前有过血糖不正常或糖耐量减低者。

5 糖尿病中的"糖"，到底是什么糖？

要了解糖尿病，首先要知道什么是糖，这里所说的"糖"，并不是人们日常生活中的白糖、红糖或水果糖、奶糖，而是被称为糖类的一类物质的总称。糖广泛存在于生物界，有几十种不同类型。按化学结构，可以分为单糖、双糖和多糖。葡萄糖、半乳糖和果糖等属于单糖；蔗糖、乳糖和麦芽糖等属于双糖；果胶、透明质酸、糖原、淀粉和纤维素等属于多糖。人体只能直接利用单糖，只有单糖才能被舌的味觉细胞所感知，让我们尝到甜味。双糖和多糖则需要在消化道中各种酶的作用下转化为单糖才能被吸收和利用。如吃馒头或米饭时，开始没有什么味道，但多咀嚼一段时间，就可以逐渐感觉到甜味，这是因为食物中的多糖（淀粉），在咀嚼过程中被唾液中的消化酶分解为单糖（葡萄糖），并被味觉细胞感知所致。

6 什么是血糖？

血糖是指存在于人体血液中的糖分。人体摄入的糖经消化后以单糖（主要是葡萄糖）的形式吸收，少量果糖和半乳糖被吸收后，在肝内多转变为葡萄糖，同时体内其他物质也可转化成葡萄糖，经过血液运送至全身后才被利用，因此血糖主要是指血液中的葡萄糖，是血液中主要的营养物质之一。由于检测方法不同，目前临床最常用的己糖激酶法和葡萄糖氧化酶法所检测的血糖专指血液中的葡萄糖，而其他方法如福林-吴氏法、邻甲苯胺法等测定值中则多少包含一些非糖类物质。

7 糖尿病是如何分型的？

糖尿病一般分为 4 种类型，即 1 型糖尿病、2 型糖尿病、特殊类型糖尿病和妊娠糖尿病。在此只介绍前两种。

1 型糖尿病：一般其环境因素是病毒感染，在一次病毒感染后，使人体免疫系统受损，触发患者体内的自身免疫反应，引起胰岛素分泌缺乏。病毒感染的环境是普遍存在的，但为什么只有少数人患 1 型糖尿病呢?这是因为这些人有遗传易感性，他们在感染后产生自身免疫反应，从而引发 1 型糖尿病。这种类型的糖尿病占全部糖尿病的 5%～10%，多发生于 25 岁以下。

2 型糖尿病：是目前最常见的一种类型，占全部患者的 90%以上。多发生在40 岁以上。这种类型的糖尿病遗传因素影响比较大。许多 2 型糖尿病患者家族中不止一人患有糖尿病。有人观察到，如果双胞胎中一人患 2 型糖尿病，另一人患糖尿病的概率可高达90%，这说明 2 型糖尿病与遗传有关。但环境因素也很重要，因为同一个家庭中并不是所有人都会患糖尿病。

8 如何早期发现糖尿病？

糖尿病严重影响患者的生活质量，增加其经济负担，威胁其健康和寿命，因此早期发现、早期干预尤为重要。

下述情况时应提高警惕并及时到医院就诊：①无明显原因的体重减轻；特别是平素身体肥胖、饮食情况无特殊变化，但体重连续减轻者。②曾分娩过巨大儿（＞4kg）的妇女；有妊娠并发症，如多次流产、妊娠中毒症、羊水过多、胎死宫内或难产者。③出现反应性低血糖者，即午餐和晚餐前出现心慌、手抖、出汗等症状。④肢体溃疡或皮肤疖肿，皮肤破损持久不愈者。⑤男性阳痿，女性会阴部瘙痒者。

糖尿病初期常为进食后高血糖，简便的方法是测定餐后 2h 血糖；如有异常，应行葡萄糖耐量试验。

9 糖耐量减低一定会转为糖尿病吗？

糖耐量减低是糖尿病发展的一个阶段，又称"糖尿病前期"。糖耐量减低人群是糖尿病患者的"后备军"。糖尿病患者确诊前均会经历糖耐量减低阶段，在这一阶段基本无症状，如果不做葡萄糖耐量试验，往往不易被发现，直到出现明显症状时，才发现已患糖尿病，甚至出现了糖尿病并发症后才到医院就诊。

尽早查出糖耐量减低，调整生活方式，增加运动，节制饮食，可减缓或阻止向糖尿病发展。如果坚持这些健康的生活方式仍不能使血糖恢复到正常水平，可选择一些药物（如二甲双胍、阿卡波糖等）进行干预治疗，减轻胰岛 B 细胞进一步的损害，有望减缓糖尿病的进程。

10 糖尿病典型症状有哪些？

糖尿病的典型症状是"三多一少"。①食量增加：表现为多食。糖尿病发生后，因为体内大量尿糖丢失，患者处于半饥饿状态，需要通过进食及时补充能量，此时，糖尿病患者的食量就会增加。②尿量增加：表现为多尿。几乎每个糖尿病患者都会出现小便次数增多，有的患者一晚上要起夜很多次，无法睡个安稳觉。多尿症状是因糖尿病患者体内血糖浓度过高，导致排出的尿糖增多，相应引起尿量增多。③饮水量增加：表现为多饮。由于糖尿病患者尿量增多，体中水分丢失过多，会引起细胞内脱水，刺激神经中枢，出现烦渴，从而频繁饮水，饮水量和饮水次数都增多。④体重下降：患糖尿病后，胰岛素产生不足或敏感性下降，不能充分利用葡萄糖，从而使脂肪和蛋白质分解加速，导致体内糖类、脂肪及蛋白质被大量消耗，再加上水分的丢失，患者会出现体重下降的表现。

除了以上典型的"三多一少"症状外，糖尿病还有其他症状，如肢端麻木、视物模糊或皮肤瘙痒、感染后不易愈合等。

11 糖尿病的治疗措施和三级预防有哪些？

糖尿病的治疗措施包括糖尿病教育、饮食治疗、运动治疗、降糖药物治疗、心理支持和自我血糖监测。作为综合治疗，以上各项措施都很重要，缺一不可，但因个体差异，侧重也有所不同。需根据每位患者的具体情况合理制订治疗方案，并及时调整。各项措施在综合治疗中的作用如下。

糖尿病知识学习（教育）和患者自我管理：是以下治疗措施正确实施的保障。

饮食治疗：糖尿病治疗的基础。

运动治疗：辅助饮食治疗，提高整体健康水平。

降糖药物治疗：在饮食治疗的基础上，通过药物治疗，力争达到接近正常人的血糖水平，既保证人体能量所需，又利于达到各项控制指标。

心理支持：是糖尿病治疗必不可少的条件。

糖尿病的三级预防包括以下内容。

一级预防——预防糖尿病的发生。

二级预防——预防糖尿病并发症的发生。

三级预防——延缓糖尿病慢性并发症的发展速度，减少致残率和病死率，提高患者的生活质量。

国内外已有多个大规模临床研究证实，通过强化生活方式干预，能够使糖尿病前期人群发生糖尿病的风险降低，使更多患者逆转血糖为正常范围。

第 2 章

血 糖 监 测

1 如何进行毛细血管血糖监测?

毛细血管血糖监测是糖尿病综合管理和教育的组成部分,糖尿病患者均需进行自我血糖监测(self-monitoring of bood glucose,SMBG),特别是在接受胰岛素治疗的患者中 SMBG 能改善代谢控制,从而减少糖尿病相关终点事件的发生。

(1)医院内血糖监测:医院内血糖监测可以通过实验室生化仪对静脉血浆或血清葡萄糖进行检测,但更多的血糖监测是通过快速、简便、准确的床旁快速检测(point-of-care testing,POCT)方法来完成的,使患者尽早得到相应处理。

血糖仪属于 POCT 设备,POCT 方法只能用于对糖尿病患者血糖的监测,不能用于诊断。

院内患者的情况相对比较复杂,患者的血样类型、采血部位、血样血细胞比容及各种内源性和外源性物质对血糖检测值均有一定的影响,因此对于院内血糖仪的精准度和抗干扰性、操作人员培训与考核、操作规程及相关制度的制定、质量控制等都有更严格的要求。

(2)毛细血管血糖监测方案

1)毛细血管血糖监测频率和时间点:要根据患者病情的实际需要来决定。选择一天中不同的时间点(表 2-1)进行血糖监测,包括餐前、餐后 2h、睡前及夜间(一般为凌晨 2~3 时)。

表 2-1　各时间点血糖监测的适用范围

时间点	适用范围
餐前	空腹血糖较高,或有低血糖风险者(老年人、血糖控制较好者)
餐后 2h	空腹血糖已获良好控制,但 HbA1c 仍不能达标者;需要了解饮食和运动对血糖的影响者
睡前	注射胰岛素的患者,特别是晚餐前注射胰岛素者
夜间	经治疗血糖已经接近达标,但空腹血糖仍然高者,或疑有夜间低血糖者
其他	出现低血糖症状时应及时监测血糖,剧烈运动前宜监测血糖

2）血糖监测方案的制订原则

①采用生活方式干预控制糖尿病的患者，可以根据需要有目的地通过血糖监测了解饮食控制和运动对血糖的影响，进而指导饮食和运动。

②口服降糖药者可每周监测 2～4 次空腹或餐后 2h 血糖，或在就诊前一周连续监测 3d，每天监测 7 个时间点的血糖（早餐前后、午餐前后、晚餐前后和睡前）。

③使用胰岛素治疗者可根据胰岛素治疗方案进行相应的血糖监测：使用基础胰岛素的患者应监测空腹血糖，根据空腹血糖调整睡前胰岛素的剂量；使用预混胰岛素者应监测空腹血糖和晚餐前血糖，根据空腹血糖调整晚餐前胰岛素的剂量，根据晚餐前血糖调整早餐前胰岛素的剂量，空腹血糖达标后，注意监测餐后血糖以优化治疗方案；使用餐时胰岛素者应监测餐后和（或）餐前血糖，并根据餐后血糖和下一餐的餐前血糖调整上一餐的餐前胰岛素剂量。

④特殊人群（围手术期患者、低血糖高危人群、危重症患者、老年患者、1 型糖尿病、妊娠糖尿病等）的监测，应遵循以上血糖监测的基本原则，实行个体化监测方案。

2 影响血糖监测的因素有哪些？

血糖仪的准确性因素：通常所说的血糖仪的准确性包含两个方面——准确性和精确性。准确性是指血糖仪的测试结果与实验室血糖检测结果之间的一致程度；精确性是指同一样本多次重复测试后的一致程度。目前，国家遵循的是 ISO15197：2013 的标准（《体外诊断检测系统——血糖监测系统通用技术要求》修订版）。

准确性要求：患者同一部位血样血糖仪测试的全血结果和生化仪测试的血浆结果之间的偏差应控制在以下范围。至少 95% 的测试结果满足，当血糖浓度＜5.6mmol/L 时，应在 ±0.83mmol/L 偏差范围内；当血糖浓度≥5.6mmol/L 时，应在 ±15% 偏差范围内。

精准性要求：血糖浓度＜5.6mmol/L 时，标准差＜0.42mmol/L；血糖浓度≥5.6mmol/L 时，变异系数（CV）＜7.5%。

毛细血管血糖与静脉血糖差异的因素：通常血糖仪采用毛细血管全血，而实验室检测的是静脉血清或血浆葡萄糖，采用血浆校准的血糖仪检测数值，空腹时与实验室数值较接近，餐后或服糖后毛细血管血糖略高于静脉血，若用全血校准的血糖仪检测数值空腹时较实验室数值低 12% 左右，餐后或服糖后毛细血管血糖与静脉血浆血糖较接近。

3 什么是低血糖？

低血糖是指由多种原因引起的血糖浓度过低的状态；血糖降低并出现相应症状和体征，称为低血糖。糖尿病患者由于长期高血糖，神经中枢对低血糖的调定值高于正常人，故低血糖的诊断标准为正常人的血糖＜2.8mmol/L，糖尿病患者的血糖＜3.9mmol/L（图2-1）。

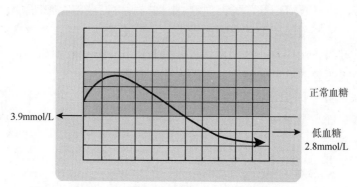

图 2-1 正常人的血糖和糖尿病患者发生低血糖的血糖变化

4 低血糖的表现是什么？

低血糖反应可分为轻、中、重3个等级。

（1）轻度：仅有饥饿感，有时可伴有一过性出汗，略感心悸。一般无须处理，可自行缓解。

（2）中度：心悸、出汗、饥饿感明显，有时可发生手抖、头晕。

（3）重度：在中度低血糖的基础上出现中枢神经（大脑）供能不足的表现：嗜睡、辨别（认人、认方向）障碍，胡言乱语，甚至昏迷。如有自主神经功能受损，可无任何心悸、饥饿感等前驱症状，直接发生意识障碍。引起中枢神经受损的低血糖持续时间过长，可造成永久性脑损害；已有多脏器功能异常者，可诱发多脏器功能低下，甚至死亡。

5 哪些低血糖表现容易被忽视？

（1）舌根发麻，说话不清，答非所问。

（2）烦躁，不理人，意识模糊。

（3）平时举止端庄，忽然衣冠不整等行为习惯发生改变。

6 大脑的能量来源于葡萄糖吗？低血糖的危害有哪些？

脑组织中除了神经胶质细胞储存少量糖原外，神经元无糖原储存。正常生理情况下，脑的能量供给 90% 依赖于葡萄糖。

低血糖会减少对脑细胞供能，多次反复的低血糖可使脑细胞受损，导致记忆力减退，反应迟钝，甚至痴呆；严重者可出现昏迷，甚至危及生命。低血糖使糖尿病患者，尤其是老年患者的心血管系统功能受损，表现为心率加快，脉压增加，心肌缺血、心绞痛，可诱发脑血管意外、心律失常甚至急性心肌梗死；神经系统受损，表现为意识朦胧，嗜睡，精神失常，定向力、识别力丧失，躁动不安，惊厥甚至瘫痪；视网膜脱离，眼底出血；肾血流量减少，加重肾损害。低血糖可造成意外事件的发生，如跌倒、摔伤。低血糖的严重程度取决于血糖下降速度、低血糖持续时间，机体对低血糖的反应也与年龄、是否有其他并发症及合并症有关。值得注意和警惕的是老年糖尿病患者的低血糖和无感知性低血糖。老年糖尿病患者的低血糖急性起病时表现为神经系统功能受损，如表情淡漠、抑郁、少言、少动、昏迷、偏瘫、意识模糊、运动性失语，病情持续发展则可能导致神经系统的不可逆损害，广泛损害可表现为意识不清、烦躁不安、精神异常。

7 发生低血糖时应如何处理？

低血糖发作时，患者应立即放下手中的工作，有条件者立即测指血糖，无法测定血糖时暂按低血糖处理。

（1）尽快终止低血糖反应，越早越好。终止低血糖反应的有效措施是使血糖尽快恢复正常，即补充含糖食品。意识清醒者，口服 20～30g 糖类食品，以增加血糖水平，如含糖（蔗糖、葡萄糖、果糖）饮料、糖果、饼干、点心、馒头等，量不宜多（饮料 50～100ml，糖果 2～3 块，饼干 2～3 块，点心 1 个，馒头 25～50g 即可）。低血糖时喝牛奶、吃无糖巧克力、瘦肉等以蛋白质、脂肪为主的食物常常无济于事。在进食以上食物后，可再适当进食米饭或馒头等以防止低血糖的再次发作。

（2）如患者口服阿卡波糖（拜糖平）发生低血糖，应立即给予口服或静脉注射葡萄糖来纠正，因肠道糖苷酶已被抑制，口服米、面类食物效果差。

（3）意识障碍或经口进食受限者，应尽快静脉输入葡萄糖溶液。如为低血糖所致意识障碍，患者可在静脉推注葡萄糖溶液后 1～2min 清醒。

（4）如果患者低血糖反应严重、持续发作神志不清，应立即送医院急救，同时带上患者常服的降糖药以便医生了解病情。对于一些口服降糖药所致的低血糖患者，经治疗苏醒后，仍有可能再次进入昏迷，需要密切观察 4～5d。

8 如何预防低血糖的发生？

低血糖患者最好少食多餐，不要暴饮暴食。掌握好药物剂量，按时、按量、遵医嘱使用降糖药物，要防止超剂量使用。注射胰岛素及口服降糖药物时应将食物备好，服药及注射后按要求及时进餐。口服降糖药物、注射胰岛素后要按时进餐，若不能按时进食可吃水果、饼干等；运动时一定要备好糖果，方便及时纠正低血糖，避免早上空腹运动或运动过量；糖尿病患者应随身携带糖尿病识别卡（图 2-2）。

待病情平稳、血糖下降后要听从医生的指导及时将降糖药物减量；身体不适进食减少时应将降糖药物或胰岛素适当减量；合并肝、肾功能不全时要注意药物在体内发生蓄积的可能性；合理监测血糖，睡前监测血糖可以预测夜间是否会发生低血糖，睡前适当加餐也可预防夜间低血糖。对易发生夜间低血糖者，宜测定临睡前及凌晨 1～3 时的血糖。

我的姓名：×××

紧急联系人姓名：×××　电话：×××××××××××

地址：×××

　　我患有糖尿病，若发现我神志不清或行为异常，可能是低血糖反应。我若能吞咽，请给我一杯糖水、果汁或其他含糖饮料（已随身携带）。若 15min 内尚未恢复，请送我到医院并通知我的家人。若我昏迷不能吞咽了，切勿喂我食物，请立即送我到医院并请及时通知我的亲人，谢谢您！

图 2-2　糖尿病识别卡

9 晨起血糖升高一定是真的高血糖吗？（如何区分"苏木杰现象"和"黎明现象"）

"苏木杰现象"和"黎明现象"均可表现为空腹高血糖，正确区分两者十分重要。可根据表 2-2 进行辨别（表 2-2）。

表 2-2　苏木杰现象和黎明现象

项目	苏木吉现象	黎明现象
共同点	血糖升高	空腹高血糖症状
原因	降糖药/胰岛素过量，能量摄入不足	夜间胰岛素拮抗激素增多，胰岛素分泌不足，降糖药/胰岛素不足
定义	继发于严重低血糖后的反跳性血糖升高，是机体对低血糖的一种保护性自我调节	夜间未发生低血糖，血糖在每天黎明后（凌晨 3～9 时）一段时间内逐渐升高
夜间低血糖	有	无
鉴别	黎明前出现低血糖（＜3.3mmol/L）	未发生低血糖，而血糖逐渐升高
处理	减少晚餐前（或睡前）药物用量；睡前适当进食	餐前短效加长效胰岛素混合注射；晚餐前或睡前加中效胰岛素；早餐前使用的胰岛素提前到早晨 6 时；使用胰岛素闭环泵

10 低血糖昏迷如何抢救？

（1）评估：发生低血糖昏迷。①饥饿感、软弱无力、面色苍白、出冷汗、头晕、心慌、脉速、肢体颤抖；②情绪激动、幻觉、嗜睡甚至昏迷；③血糖＜3.9mmol/L。

（2）紧急处理：①清除气道异物，保持气道通畅；②呼之无反应，无脉搏者给予心肺复苏；③快速检测血糖，若血糖＜2.8mmol/L者，应建立静脉通路；④吸氧；⑤给予心电监护。

（3）遵医嘱给药：①给予 50%葡萄糖液 20～40ml 静脉注射，继而用 10%葡萄糖持续静脉滴注；②无法建立静脉通路者，给予胰高血糖素 1～2mg 皮下、肌内注射；③烦躁、抽搐者可给予地西泮 5～10mg 静脉注射；④寻找病因。

（4）监测：①严密监测血糖变化；②监测生命体征、神志、瞳孔、血氧饱和度；③观察大小便情况；④记录 24h 液体出入量；⑤观察治疗效果。

（5）保持舒适：①保持病室安静、清洁，取平卧位休息；②加强基础护理（口腔护理、皮肤护理）；③抽搐者，注意保护患者，防止外伤；④心理护理与健康教育宣教（饮食、运动、药物、自我监测）。

11 常用快速升糖的 15g 含糖食物有哪些？

4 片葡萄糖，150ml 可乐，2～4 块方糖，1 片面包（30g），4 茶勺白糖，12～15 粒葡萄（85g），3～5 颗硬糖，半杯橘汁，4 片苏打饼干，1 个小苹果（120g），一小碗燕麦粥（150g），一个橙子（165g）。

12 如何使用口服降糖药才能达到最佳效果？

2 型糖尿病占全部糖尿病的 90%以上，仅有少部分患者通过饮食和运动可以控制病情，大部分需要降糖药物治疗。口服降糖药分类见表 2-3。每种降糖药的作用机制不一样，适用的糖尿病患者也不同，需要根据患者的具体情况选择降糖药，还要根据病情变化及时调整药物种类与剂量。总的治疗原则是掌握适应证和禁忌证，个性化合理用药，综合施治。

表 2-3   降糖药作用机制及服用时间

分类	作用机制	药名	服药时间	主要不良反应
磺脲类	主要直接刺激胰岛 B 细胞分泌胰岛素，因而对有一定胰岛功能的患者有效。降糖作用与用药量有一定相关性，即用药量大，作用明显，但用到最大量仍无效者，再加量也无效	格列本脲 格列吡嗪 格列吡嗪控释片 格列齐特 格列齐特缓释片 格列喹酮	餐前 30min	①最严重的副作用是低血糖，大多由于用药不当；②其他副作用有胃肠道反应，如恶心、腹痛、腹泻；③皮肤反应，如瘙痒、皮疹、斑丘疹等
双胍类	主要机制是促进肌肉组织摄取葡萄糖，加速葡萄糖的利用，抑制肠道对葡萄糖的吸收，降低食欲，减轻体重	二甲双胍 苯乙双胍	餐前、餐中或餐后，如胃肠道反应严重，可餐后服用	①胃肠道反应，如恶心、呕吐、食欲缺乏、腹痛、腹泻；②头晕、头痛；③乳酸酸中毒，多见于长期大剂量使用
α- 糖苷酶抑制剂	主要通过抑制胃肠道中消化酶类食物的 α-糖苷酶活性，以减缓食物中的糖类食物消化、分解过程，主要降低餐后血糖的峰值，也可用于糖尿病前期患者的预防性治疗	阿卡波糖 伏格列波糖	与第一口主食嚼服	①腹胀、肠鸣音亢进、排气过多、腹泻；②单用糖苷酶抑制剂一般不引起低血糖，但与磺脲类药物或胰岛素联用时可出现低血糖，一旦出现低血糖应口服或静脉注射葡萄糖来纠正。因肠道糖苷酶已被抑制，口服米、面类食物效果差
胰岛素增敏剂	主要通过增强胰岛素的效用改善糖代谢水平	罗格列酮 吡格列酮	空腹服药，每日一次，定时服药	水肿、肥胖
胰岛素促泌剂	主要通过促进胰岛 B 细胞释放胰岛素而降低血糖。如用药量过大造成胰岛素释放过多，会引起低血糖；如果胰岛 B 细胞功能衰竭已经不能或很少能合成和储存胰岛素，这类药物很难产生降糖作用，需改用或合用胰岛素治疗	瑞格列奈 那格列奈	与餐同时服用	主要副作用是低血糖反应，但发生率比磺脲类药物低

13 各类降糖药作用机制及服用时间的差异性有哪些？

见（表2-3）。

14 检测血糖的方法与步骤是什么？

在测血糖之前，准备好血糖仪和试纸，核对血糖仪和试纸的型号是否配对，试纸是否在有效期内。血糖仪试纸应干燥、避光和密封保存，从瓶中取出的试纸要立即使用，并立即拧紧瓶盖，以免试纸受潮；注意试纸有效期，开启后 3 个月内有效。血糖仪运作的温度是 10～40℃，湿度是 20%～80%；避免将仪器存放在电磁场附近。测指血时采手指两侧血管最丰富且神经末梢分布较少处，不易产生痛感。测指血时避免针刺指腹，否则使指腹感觉神经变迟钝、不灵敏，影响触觉。采血部位要轮换。用中性肥皂洗手，并用温水冲洗干净。用干燥清洁的纸巾擦手，避免使用湿巾，湿巾上可能沾有其他物质，影响测试结果。用75%乙醇消毒皮肤，等乙醇充分挥发后再采血，不要用嘴吹干乙醇。打开血糖仪开关，取一条试纸（拿试纸中间部位）插入机内，严禁触及试纸的两头。不要过分挤压采血处，以免组织液与血标本相混导致血糖测试值偏低。清洁的双手在采集第一滴血时，血糖值的准确性很高。如果没有肥皂水或不方便洗手，那么采集第二滴血测血糖会更准确一些。将血吸到试纸专用区域后等待结果。用棉签按压手指至少 10s，至不出血为止。监测值出现后记录，关机。具体操作步骤如下。

（1）用物准备：75%乙醇、无菌棉签、污物盒、血糖仪、试纸条形码卡、一次性采血针（图 2-2）。

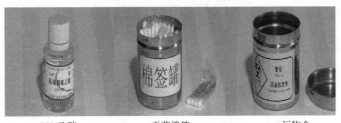

75%乙醇　　　　　　无菌棉签　　　　　　污物盒

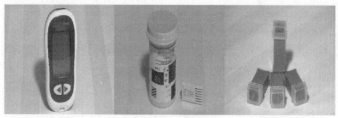

血糖仪　　　　　　试纸条形码卡　　　　一次性采血针

图 2-2　用物准备

（2）使用前检查

1）检查血糖仪的电池情况（图 2-3）。

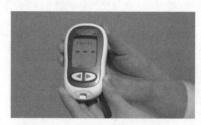

图 2-3　检查血糖仪的电池情况

2）检查试纸的有效期（图 2-4）。

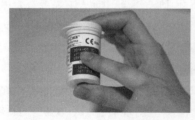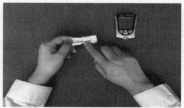

图 2-4　检查试纸的有效期

3）检查血糖试纸的条形码是否与试纸瓶签上的数字相同（图 2-5）。

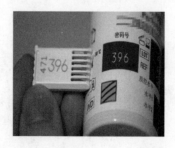

图 2-5　检查血糖试纸的条形码是否与试纸瓶签上的数字相同

（3）安装条形码，取出一条试纸，安装在血糖仪上，血糖仪自动开机（图 2-6）。

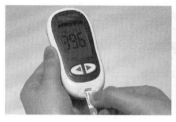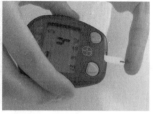

图 2-6　安装试纸

（4）选择采血部位，用乙醇消毒采血手指侧面皮肤 2 遍，待干（图 2-7）。

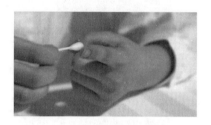

图 2-7　消毒采血部位

（5）拿起采血针，取下针头帽，将采血针贴紧已消毒手指侧面，按下按钮，采集一滴血样（图 2-8）。

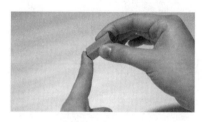

图 2-8　采集血样

（6）将血样轻轻点于试纸点样区的边缘（图 2-9）。

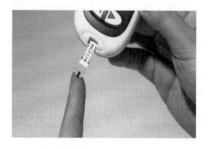

图 2-9　将血样轻轻点于试纸点样区的边缘

（7）用无菌棉签按压针眼处（图2-10）。

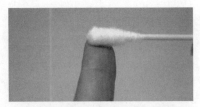

图 2-10　用无菌棉签按压针眼处

（8）血糖结果出现在显示屏上（图2-11）。

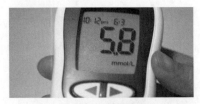

图 2-11　显示血糖值

（9）采血结束后取出用过的试纸放入污物盒（图2-12）。

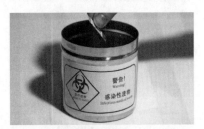

图 2-12　将废弃试纸放入污物盒

（10）记录血糖值（图2-13）。

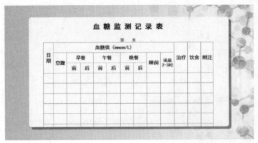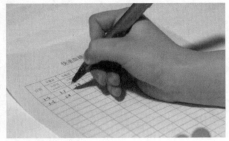

图 2-13　记录血糖值

15 使用血糖仪测量血糖有哪些注意事项？

（1）测血糖前要用乙醇消毒采血部位，不能用碘酒、碘伏消毒（图2-14），因残留的微量碘会融入血液中，使血糖仪显示结果偏高。

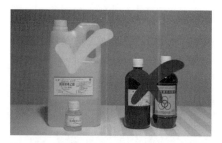

图 2-14 禁用碘酒和碘伏消毒采血部位

（2）用乙醇消毒后，待自然晾干，不能用嘴吹干；血糖仪不能竖放试纸吸血（图 2-15）。

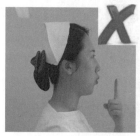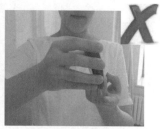

图 2-15 不要用嘴吹干乙醇，不要竖放试纸吸血

（3）每更换一瓶试纸，需更换条形码（根据不同品牌血糖仪器要求而定），否则会导致错误的血糖检测结果（图 2-16）。

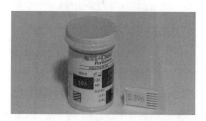

图 2-16 每更换一瓶试纸，需要更换条形码

（4）从试纸瓶内取出试纸时，应注意从中间部位拿（图 2-17）。

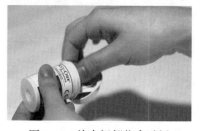

图 2-17 从中间部位拿试纸

（5）取出试纸后需盖紧瓶盖（图2-18）。

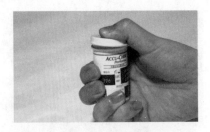

图2-18 盖紧瓶盖

（6）采血针必须贴紧采血部位皮肤，否则出血不充分（图2-19）。

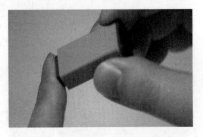

图2-19 采血针贴紧采血部位皮肤

（7）采血部位应经常轮换（图2-20）。

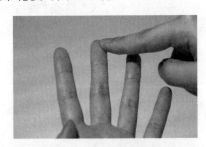

图2-20 轮换采血部位

（8）采样必须涂满整个点样区，如未填满，需要更换一条新的试纸重新检测（图2-21）。

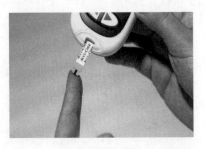

图2-21 采血必须涂满整个点样区

（9）如果出血不充分，可以轻轻按摩手指；切勿挤血，以免组织间液稀释血样而干扰血糖测试结果（图 2-22）。

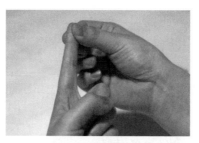

图 2-22　轻轻按摩手指，切勿挤血

（10）血糖仪应保持清洁，需定期检测，以确保准确性（图 2-23）。

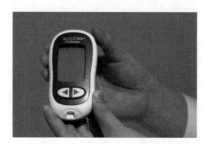

图 2-23　确保血糖仪清洁

16 血糖监测的时间段及意义是什么？

（1）空腹血糖：指隔夜禁食 8～10h 后进早餐前检测的血糖，正常值为 4.4～6.1mmol/L。根据不同糖尿病史、年龄等个体情况差异会有不同。

空腹血糖的意义：空腹血糖是决定全天血糖的主要因素，是用药初期观察及评价药物疗效的重要指标。监测空腹血糖和餐前血糖有利于发现低血糖。

（2）三餐后 2h 血糖：指进餐后 2h 血糖值，正常值＜7.8mmol/L（从进餐第一口食物开始计时）。

三餐后 2h 血糖的意义：三餐后血糖反映人体在糖负荷后血糖的水平，有利于检出高血糖。

（3）凌晨 2～3 时血糖：是人体 24h 中血糖的最低点，有利于发现夜间的低血糖或高血糖，可指导加餐（睡前血糖＜5.6mmol/L，需要加餐），防止夜间低血糖。

（4）黎明现象：凌晨 2～3 时血糖高，早晨空腹血糖高。

（5）苏木杰现象：凌晨 2～3 时血糖低，早晨空腹血糖高。

（6）运动前血糖、运动后血糖：是制订适合自己的运动方式和运动时间的依据。

（7）低血糖：出现低血糖症状时，应及时监测血糖。

低血糖诊断标准：糖尿病患者与非糖尿病患者不同，糖尿病患者的低血糖诊断标准为血糖＜3.9 mmol/L，非糖尿病患者低血糖诊断标准为血糖＜2.8 mmol/L。

如果血糖过高或过低，请及时在医生的帮助下调整治疗方案，以便有效预防并发症的发生。

17 · 反映血糖的指标有哪些？

（1）糖化血红蛋白（HbA1c）：正常值为 4%～6%，糖尿病患者因为血糖升高，因此其血红蛋白的糖化比例会明显升高，超过 6%。如≥6.5%（检测为国际标准化实验室的结果）可考虑诊断糖尿病。

1）监测意义：HbA1c 反映过去 2～3 个月血糖的平均水平，不受偶尔一次血糖升高或降低的影响，有助于比较全面地了解过去一段时间内血糖控制情况。研究已明确证实，HbA1c 水平的高低直接影响各种慢性并发症的发生和发展。HbA1c 是评估血糖控制水平的金标准，定期监测 HbA1c 有非常重要的意义。

2）监测时间：因为 HbA1c 是反映 2～3 个月的血糖平均水平，因此，有条件的患者应每 3 个月检查一次 HbA1c，以了解前一段较长时间内血糖控制的总体情况。血糖控制良好的患者也可每 6 个月检测一次。

（2）糖化血清白蛋白（GA）：GA 能反映糖尿病患者检测前 2～3 周的平均血糖水平。近年来全国各地开展了对 GA 正常参考值的研究。我国国人 GA 正常参考值为 11%～17%。

1）GA 的临床应用：①评价短期糖代谢控制情况。GA 对短期内血糖变化比 HbA1c 敏感，是评价患者短期糖代谢控制情况的良好指标，尤其是对糖尿病患者治疗方案调整后疗效的评价，如可辅助鉴别急性应激性高血糖。GA 和 HbA1c 联合测定有助于判断高血糖的持续时间，可作为既往是否患有糖尿病的辅助检测方法。②筛查糖尿病。GA 同样适合于糖尿病的筛查，GA≥17.1%时可以筛查出大部分未经诊断的糖尿病患者。GA 异常是提示糖尿病高危人群需要进行 OGTT 检查的重要指征，尤其对于空腹血糖正常者意义更明显。

2）GA 与糖尿病并发症：已有证据表明，GA 作为一种重要的糖基化产物，与糖尿病肾病、糖尿病视网膜病变及动脉粥样硬化等慢性并发症具有良好的相关性。

3）GA 检测的优势：对于进行血液透析等影响红细胞寿命的糖尿病患者，HbA1c 测定常被低估，而此时 GA 的测定不受影响。

（3）1，5-脱水葡萄糖醇（1，5-AG）：1，5-AG 是呋喃葡萄糖的 C-1 脱氧形式，其含量在多元醇糖类中仅次于葡萄糖，其在糖尿病患者中显著降低，可准确而迅速地反映检测前 1～2 周的血糖控制情况，尤其是对餐后血糖波动的监测具有明显优势。2003 年美国食品药品监督管理局（FDA）批准将 1，5-AG 作为评价短期血糖监测的新指标。

18　1 型糖尿病和 2 型糖尿病各时段血糖控制目标是什么？

（1）1 型糖尿病血糖控制目标：见表 2-4。

表 2-4　1 型糖尿病血糖控制目标

血糖控制目标	儿童/青春期				成人
（mmol/L）	正常	理想	一般	高风险	理想
空腹或餐前	3.9～5.6	5～8	>8	>9	3.9～7.2
餐后	4.5～7.0	5～10	10～14	>14	5～10
睡前	4.0～5.6	6.7～10	10～11 或 <6.7	>14 或 <4.4	6.7～10
凌晨	3.9～5.6	4.5～9	>9 或 <4.2	>11 或 <4.0	

（2）2 型糖尿病血糖控制目标
1）空腹血糖控制在 4.4～7.0mmol/L。
2）餐前血糖控制在 4.4～7.0mmol/L。
3）餐后 2h 血糖 <10.0mmol/L。

19　一般情况下，不同方案治疗的糖尿病患者应如何监测？

（1）病情不稳定的非胰岛素治疗者：有低血糖症状或旅行、感染等应激状态时，应调整治疗方案，进入一个新的生活环境时，需要多次监测血糖。一般每周 3d，每天监测 5～7 个时间点的血糖。具体监测方案可参考表 2-5。

表 2-5　病情不稳定的非胰岛素治疗者血糖监测方案

时间	空腹	早餐后	午餐前	午餐后	晚餐前	晚餐后	睡前
周一							
周二							
周三	监测	监测		监测	监测	监测	
周四	监测	监测		监测	监测	监测	

时间	空腹	早餐后	午餐前	午餐后	晚餐前	晚餐后	睡前
周五	监测	监测		监测	监测		
周六							
周日							

（2）病情稳定的非胰岛素治疗者：此类患者已度过了病情不稳定阶段，病情稳定后采取交替自我血糖监测方案，具体监测方案可参考表2-6。

表2-6　非胰岛素治疗者病情稳定后血糖监测方案

时间	空腹	早餐后	午餐前	午餐后	晚餐前	晚餐后	睡前
周一	监测	监测					
周二			监测	监测			
周三					监测	监测	
周四	监测	监测					
周五							
周六			监测	监测			
周日	监测	监测			监测	监测	

（3）胰岛素强化治疗者：胰岛素强化治疗者是指一天多次接受胰岛素注射或使用胰岛素泵治疗。治疗开始阶段，每天监测血糖5～7次，有低血糖表现时随时测血糖，治疗达标后，每天监测血糖2～4次。具体监测方案可参考表2-7。

表2-7　胰岛素强化治疗者治疗达标后血糖监测方案

时间	空腹	早餐后	午餐前	午餐后	晚餐前	晚餐后	睡前
治疗未达标阶段	监测	监测		监测		监测	监测
治疗达标阶段	监测				监测	监测	监测

（4）基础胰岛素治疗者：在血糖达标前每周监测3d空腹血糖，每2周复诊一次，复诊前1d加测5个时间点血糖；血糖达标后，每周监测3次血糖，每月复诊一次，复诊前1d加测5个时间点血糖。具体血糖监测方案可参考表2-8。

表2-8　基础胰岛素治疗者血糖监测方案

时间	血糖监测	空腹	早餐后	午餐后	晚餐前	晚餐后	睡前
治疗未达标阶段	每周3d	监测					
	复诊前1d	监测	监测	监测		监测	监测

续表

时间	血糖监测	空腹	早餐后	午餐前	午餐后	晚餐前	晚餐后	睡前
治疗达标阶段	每周 3 次	监测	监测				监测	
	每周 3 次	监测	监测		监测		监测	监测

（5）两次预混胰岛素治疗者：使用预混胰岛素者在血糖达标前，每周监测 3 次空腹血糖和 3 次晚餐前血糖水平，每 2 周复诊一次，复诊前 1d 加测 5 个时间点血糖。血糖达标后，每周监测 3 次血糖，每月复诊一次，复诊前 1d 加测 5 个时间点血糖。具体监测方案可参考表 2-9。

表 2-9　两次预混胰岛素治疗者血糖监测方案

时间	血糖监测	空腹	早餐后	午餐前	午餐后	晚餐前	晚餐后	睡前
治疗未达标阶段	每周 3 次	监测				监测		
	复诊前 1d	监测	监测		监测		监测	监测
治疗达标阶段	每周 3 次	监测	监测			监测	监测	
	每周 3 次	监测	监测		监测		监测	监测

20 评估饮食及治疗措施对血糖有什么影响？

为了解饮食和相关治疗措施对血糖水平的影响，可以采用餐时配对血糖监测方案，如每周 3d，分别配对监测早餐、午餐、晚餐前后的血糖水平。具体监测方案可参考表 2-10。

表 2-10　饮食与治疗措施配对监测方案

时间	空腹	早餐后	午餐前	午餐后	晚餐前	晚餐后	睡前
周一	监测	监测					
周二							
周三			监测	监测			
周四							
周五							
周六							
周日					监测	监测	

21 糖尿病患者怎么确定自我血糖监测的频次？

每天监测血糖 4 次：一般在三餐前，睡前；每天监测血糖 7 次：三餐前，三餐后 2h，睡前，必要时下半夜还要再测 1 次。空腹血糖主要反映在基础状态下（最后一次进食后 8～10h）没有饮食负荷时的血糖水平，是糖尿病诊断的重要依据。餐后 2h 血糖是反映胰岛 B 细胞储备功能的重要指标，即进食后食物刺激 B 细胞分泌胰岛素的能力。测餐后 2h 血糖能发现可能存在的餐后高血糖，能较好地反映进食与使用降糖药是否合适，这是空腹血糖不能反映的。睡前血糖反映胰岛 B 细胞对进食晚餐后高血糖的控制能力，是指导夜间用药或注射胰岛素剂量的依据。随机血糖可以了解机体在特殊情况下对血糖的影响，如进餐的多少、饮酒、劳累、生病、情绪变化等。刚刚被诊断为糖尿病，接受胰岛素治疗或正在使用胰岛素泵的患者，每天监测 4～7 次。空腹血糖＞12mmol/L 的 1 型糖尿病患者每天监测 4～7 次。空腹血糖＞16.2mmol/L 的 2 型糖尿病患者每天监测 4 次。反复出现低血糖，妊娠或计划妊娠，调整胰岛素用量时，要及时监测血糖。

22 静脉血糖和指尖血糖为什么不一致？哪个更可信？

糖尿病的诊断标准：当有糖尿病症状并且随机血糖≥11.1mmol/L 或空腹血糖≥7.0mmol/L 或口服葡萄糖耐量试验（OGTT）2h 血糖≥11.1mmol/L，即可诊断为糖尿病，这里的血糖都是指静脉血血糖，而不是指尖血糖。临床上普遍认为进餐后指尖血糖（毛细血管血糖）比同一时间的静脉血糖高 1～3mmol/L。静脉血糖与是否及时送检也有关系，在室温静置的情况下，因葡萄糖酵解的作用，每过 1h，血糖值就会降低 0.5～1.0mmol/L。所以，血糖仪的血糖值要与静脉血血糖值进行比对，一般 1 个月一次，血糖仪的血糖值与静脉血糖值相差±20%，则血糖仪可以使用。电池电量、试纸保存的温湿度等都有可能影响血糖仪的准确性和稳定性，从而导致所测血糖不准确。为了减少误差，确保指尖血糖更准确，在使用血糖仪时要注意以下 3 点：①保证电池电量充足，如血糖仪许久不使用，应更换电池后再使用，同时要避免用力挤压手指导致组织液进入血液中而影响测试结果。②试纸的存放温度一般是 4～30℃，阴凉干燥保存，避免阳光直射。③测试时保证手指干燥，没有汗液、消毒液和其他液体残留。

23 临床常用的血糖监测手段及其不足有哪些?

目前临床上血糖监测方法包括检测糖化血红蛋白(HbA1c)、利用血糖仪进行的床旁快速检测(POCT)、连续监测 3d 血糖的动态血糖监测(CGM)等(表2-11)。

表 2-11 HbA1c、POCT 和 CGM 的鉴别

	HbA1c	POCT	CGM
血样	静脉血样	毛细血管血样	组织间液葡萄糖
优势	反映近 2~3 个月的血糖水平	即时血糖:空腹/餐后血糖	更易发现隐匿性低血糖和高血糖,血糖波动
不足	(1)反映低血糖和高血糖的时间范围无从知晓 (2)日间和夜间血糖波动情况也是未知	(1)即使一天检测 7 次,仍然会错过低血糖和高血糖信息 (2)无法监测夜间血糖情况 (3)有职业暴露风险	(1)报告复杂,难于解读和分析 (2)初始成本高,一台设备只能供一位患者使用 (3)每天仍需要 4 次指血校准

24 什么是扫描式葡萄糖监测系统?

扫描式葡萄糖监测是在传感器上快速扫描以获取葡萄糖数据的一种检测方法,它无须手指血校准,能够自动测量、获取并存储葡萄糖数据,并绘制出图表。此一次性、小型传感器佩戴时间可达 14d。

25 哪些人群适用扫描式葡萄糖监测系统?

(1)可用于检测成年人组织间液中的葡萄糖水平,不适用于儿童。
(2)透析患者慎用,尚未对透析患者进行过使用评估。

26 一款扫描式葡萄糖监测系统——瞬感血糖仪

扫描式葡萄糖监测系统使患者能够在 1s 内通过扫描检测仪、扫描传感器获取葡萄糖读数,为患者和医护人员提供更快捷且专业的解析。

它包括两部分:扫描检测仪和传感器。扫描检测仪包括触摸屏、USB 端口、主页按钮、试纸端口。其中,USB 端口用于扫描监测仪充电及将其与计算机连接;

主页按钮用于打开/关闭扫描检测仪，并且可以从任意其他屏幕转到主页屏幕；试纸端口用于插入试纸以使用内置血糖血酮仪（图 2-24）。

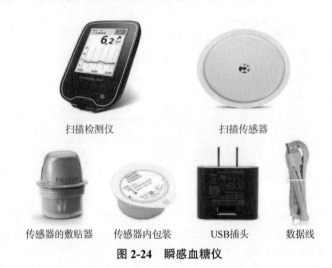

扫描检测仪　　　　　　　　　　扫描传感器

传感器的敷贴器　　传感器内包装　　　USB插头　　　数据线

图 2-24　瞬感血糖仪

27 扫描式葡萄糖监测系统的使用方法是什么？

（1）敷贴扫描传感器：瞬感传感器是通过一个一次性敷贴器敷贴在人体上臂背侧，当敷贴传感器时，将一根细小的柔性探头植入皮下，用粘贴片固定在敷贴部位。

只需使用扫描检测仪轻轻一扫传感器，即可获得葡萄糖读数。扫描可以获得更多的葡萄糖变化信息，无须采血针及试纸。

（2）获取读数：轻轻一扫，便可获得当前葡萄糖读数、最近 8h 葡萄糖数据和一个葡萄糖变化趋势箭头，显示葡萄糖水平升高、下降或者正在缓慢发生变化。

28 瞬感血糖监测系统与动态血糖监测系统有何区别？

瞬感血糖监测系统与动态血糖监测系统的区别主要有以下 3 点。

（1）需要主动采集数据：自己拿着扫描器朝传感器扫一下才能看到实时的血糖值。从导出的数据看，系统每 15 分钟也会自动记录一个血糖值，从而呈现每天的血糖曲线。若每日扫描的次数超过 40 次，这样一天产生约 136 个血糖值。

（2）没有报警：由于不是自动传输数据，所以瞬感血糖仪不能对高血糖和低血糖进行报警。

（3）不需要校准。

29 瞬感血糖监测系统操作步骤有哪些?

（1）组装并将传感器敷贴到身上（图2-25）。

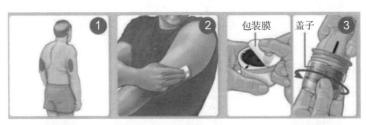

选择上臂背侧的部分　　使用酒精棉清洁该部位　　撕下包装膜拧开盖子

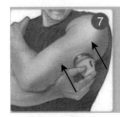 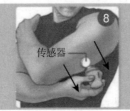 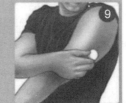

安装敷贴器和组装包　　将传感器敷贴器从传感器　　准备就绪，敷贴传感器
　　　　　　　　　　　组件包中提起

用力按下传感器敷贴器　　轻轻地将传感器敷贴器　　确保敷贴牢固
　　　　　　　　　　　从身上拉开

图 2-25　组装并将传感器敷贴到身上

（2）使用扫描检测仪启动新的传感器（图2-26）

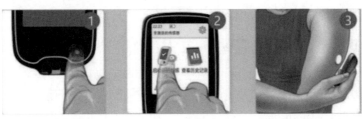

按下主页按钮以打开　　触摸启动新的传感器　　扫描传感器，60min后
扫描监测仪　　　　　　　　图标　　　　　　　　　　启动

图 2-26　使用扫描检测仪启动新的传感器

（3）检测葡萄糖（图2-27）

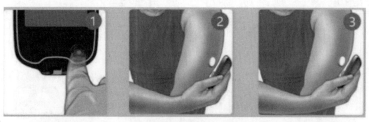

按下主页按钮以打开　　　在4cm范围内进行扫描　　　扫描检测仪上显示
扫描监测仪　　　　　　　　　　　　　　　　　　　　　葡萄糖读数

图 2-27　检测葡萄糖

30 瞬感血糖监测系统使用注意事项有哪些？

（1）传感器防水，但不可带入超过 1m 深的水中或将其浸在水中超过 30min。

（2）要获得 3 个月的完整葡萄糖图谱，需要每隔 14 天更换一次传感器，并至少每 8 小时扫描传感器一次。

（3）适用于检测成年人组织间液中的葡萄糖水平。

（4）未暴露于强磁性或电磁辐射[如 X 线、磁共振成像（MRI）、计算机断层扫描（CT）]之前，应将传感器移除。

（5）储存温度 4～25℃。

31 什么是辅理善瞬感扫描式葡萄糖监测系统？

辅理善瞬感扫描式葡萄糖监测系统是一种基于传感器监测葡萄糖的产品。旨在将患者从烦琐的血糖检测中解放出来，并为专业医护人员提供更深入的解析以便制订更合理的治疗方案。

32 辅理善瞬感系统是如何工作的？

患者通过快速扫描传感器，即可获得葡萄糖读数。简易的扫描可以为患者提供比传统血糖仪（BGM）更多的信息，且无须指尖血校准。另外辅理善瞬感系统还提供独立软件，可生成简单易懂的葡萄糖数据分析报告（图2-28）。

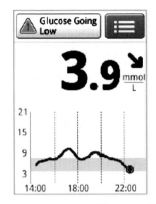 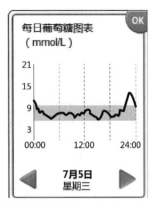

图 2-28　葡萄糖数据分析报告示例

33 传统血糖监测、动态血糖监测和辅理善瞬感系统有何区别?

传统血糖监测提供的血糖读数仅代表不同时间点的血糖值,不能反映血糖水平变化趋势,患者不能得到更全面的血糖水平变化信息。没有这些信息医生很可能错过较为重要的血糖波动情况。

动态血糖监测系统是每 1 分钟到每 5 分钟获取葡萄糖值,从而提供更为全面的血糖波动图。有助于医生和患者了解葡萄糖变化结果。

辅理善瞬感系统是一种全新且容易使用的设备,可全面获取葡萄糖数值。辅理善瞬感系统能够提供传统血糖监测和动态葡萄糖监测(CGMs)的双重获益,一方面,它能够提供葡萄糖变化的全面信息;另一方面,它允许患者通过扫描传感器快速获取当前葡萄糖读数。

34 血糖辅理善瞬感系统可以用来指导胰岛素管理方案吗?

血糖辅理善瞬感系统可以使医护专业人员能够从辅理善瞬感系统获得完整的葡萄糖图谱和相关报告,因此可以帮助制订更合理的治疗方案。同时也能帮助患者更好地了解个人行为,比如饮食、运动和胰岛素使用对自身血糖产生的影响。

35 哪些物质会干扰辅理善瞬感系统结果?

抗坏血酸药物(维生素 C)和水杨酸(阿司匹林及很多镇痛药成分)制剂可

能会干扰传感器的葡萄糖读数。服用抗坏血酸药物的同时佩戴传感器可能会使葡萄糖读数升高，服用水杨酸制剂的同时佩戴传感器可能会使葡萄糖读数降低。误差程度取决于干扰物活性成分在体内的剂量。

36 患者在 MRI/CT 检查时需要移除传感器吗？

这些检查方法目前对系统的影响尚未经过评估。如果患者有如 X 线、MRI 或 CT 检查等医疗预约，他们需要移除传感器，检查结束后再佩戴新的传感器。

37 扫描式葡萄糖监测系统可以实现哪些临床获益？

扫描式葡萄糖监测系统可以减少糖尿病患者低血糖的时间，改善血糖，减少血糖波动，提高患者满意度，减轻患者的生理和心理痛苦。

38 瞬感血糖监测系统有哪些优势？

（1）无须校准，持续可靠。

（2）组织间液（ISF）测量。

（3）瞬感血糖监测通过组织间液测量葡萄糖，相比血糖变化，生理滞后 5～10min，基本不会影响日常治疗决策。

（4）传感器具有耐用稳定的优势，无须校准，可保持数值的持续可靠（表2-12）。

表 2-12　瞬感血糖监测仪的组成和使用特点

扫描监测仪尺寸：	95mm×60mm×16mm	传感器尺寸：	高 5mm，直径 35mm
扫描检测仪重量：	约 65g	传感器重量：	约 5g
扫描检测仪内存：	一般情况下可使用 90d	传感器内存：	8h（每 15 分钟存储一次葡萄糖读数）
使用寿命：	一般使用情况下可使用 3 年	传感器存放温度：	4～30℃
扫描检测仪操作温度：	10～45℃	传感器防水性：	IP27：可承受浸入水下 1m 长达 30min

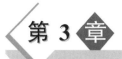

动态血糖监测

1 什么是动态血糖监测仪？

动态血糖监测仪是持续血糖监测系统，简称动态血糖仪，是通过葡萄糖感应器监测皮下组织间液的葡萄糖浓度而反映血糖水平的监测技术，不间断地持续监测血糖，连续观察 48～72h，可提供连续、全面、可靠的全天血糖信息，显示患者 2～3d 完整的血糖变化图谱，可了解血糖波动的趋势，发现不易被传统监测方法所探测的高血糖和低血糖。

2 动态血糖监测仪的组成部分有哪些？

动态血糖监测仪由感应探头、血糖监测器、信息提取器、软件分析系统等组成。该系统由糖尿病专科医护人员为患者佩戴，患者在日常生活状况下检测并记录血糖数据。同时通过常规血糖仪测定指尖血糖值后输入血糖记录器进行校正，每天至少输入 4 次指尖血糖值。另外，患者还要输入"大事件"标记。

3 什么是动态血糖仪监测中的"大事件"？

所谓大事件就是日常生活中影响血糖的因素，包括进餐、用药、运动等。

4 动态血糖仪的特点是什么？

动态血糖仪的最大特点是每 5 分钟记录一次血糖值，全天可记录 288 个血糖值，临床上一般监测 24～72h 的动态血糖变化。监测结束后，将血糖动态变化资料从血糖记录器下载到计算机。通过数据分析，医疗专业人员可以获知患者 1～3d 的血糖变化情况，包括最高和最低血糖值、血糖超过或低于设定值的时间和比例、三餐前后血糖变化范围，以及任意确定时间的血糖值等。还可绘制出每日血糖变化曲线，在曲线上标有运动、饮食等事件，形成完整、详细、全面的血糖图谱。

5 动态血糖仪适应证有哪些？

动态血糖仪适应证：①评估 HbA1c 意义；②无感知的低血糖波动；③高血糖事件；④糖尿病酮症酸中毒；⑤原因不明的血糖漂移；⑥胃轻瘫；⑦评估治疗方案调整后的效果；⑧评价生活方式等因素对血糖控制的作用；⑨糖尿病患者贫血使用促红细胞生成素导致 HbA1c 水平不可靠时。

6 动态血糖仪禁忌证有哪些？

没有绝对禁忌证，只有相对禁忌证。①皮肤病及皮肤严重过敏患者；②极度不配合的老年痴呆患者；③严重恶病质患者；④严重精神病或有精神症状的老年患者。

7 检查前患者需要了解哪些内容？

（1）了解血糖监测的相关知识，以及积极控制血糖的必要性。

（2）了解动态血糖监测仪的基本原理和组成部分。

（3）了解探头针头埋于皮下后，有不适感如何处理、如何防止脱落。监测仪发生故障时如何处理等。

（4）了解按时记录生活大事件、每天对照血糖监测和及时输入监测仪的重要意义。对于老年患者，需要照顾者同时了解上述内容。

8 动态血糖仪监测前患者需要做哪些准备？

（1）安装仪器前，患者应洗澡、清洁皮肤、更衣以防皮肤感染。取平卧位或坐位，选择合适的置入部位，消毒皮肤，最好使用乙醇。侧卧位患者的置入部位要避开受压部位。

（2）有学习条件的患者或陪护人员应学会快速血糖测定方法；学会不同单位血糖值的换算方法及大事件输入。掌握 CGMs 的性能、使用方法、注意事项及基本的故障排除方法。

9 动态血糖仪监测前护理人员需要做哪些准备？

安装前 1h 从 4℃冰箱取出血糖探头放置于室温下，使探头、助针器、透明敷料、动态血糖仪复温；将血糖仪原有的信息删除后初始化；设置开始监测时间；待用。

10 动态血糖仪监测前的心理准备有哪些？

尽管动态血糖仪能够 24h 持续监测血糖，对疾病动态掌握及诊疗方案的实施都很有利，但在临床上由于患者经济情况不同，应用受限，患者常有不同程度的顾虑。护士应针对各种问题，耐心倾听患者的提问，详细讲解动态血糖仪的特性、应用动态血糖仪监测血糖的优越性、安全性和方便性，并提供相关资料，如使用手册、教育录像等，选择佩戴过动态血糖仪的患者相互之间进行交流，使患者消除焦虑不安的情绪，减少不适感。

医务人员应向患者介绍动态血糖仪的基本原理，包括动态血糖仪的工作情况、常见故障的报警提示、故障排除方法等，讲解可能出现的不适情况，并与患者签订知情同意书。

11 动态血糖仪监测操作过程有哪些？

（1）患者取平卧位或坐位。

（2）选择脐两侧不影响活动部位作为穿刺点。

（3）用 75%乙醇消毒皮肤 2 次，或用 0.2%碘伏消毒 1 次，消毒直径 5～6cm。

（4）将探头部分放置于助针器上，嘱患者平稳呼吸，勿鼓肚子。根据患者皮下脂肪厚度选择进针方式。左手捏紧皮肤，或伸展皮肤。右手持针，使探针向下或向外侧植入，与腹壁成 45° 角度入针，按下开关，使探头快速刺入皮下，分离连接持针器端，缓慢将探头送入皮肤，用贴膜固定。

（5）将记录线端头与探头外卡口连接，连接时发出"咔嗒"声，提示连接妥当。

（6）调试记录监测器。

（7）向患者解释可能出现的问题及报警信号，嘱患者发现异常要及时报告医护人员。

（8）注意皮肤护理，定时更换穿刺部位、透明敷料及管道。

12 如何预防和护理动态血糖仪监测并发症？

（1）预防皮肤感染：安装动态血糖仪前要严格遵守无菌操作技术，保持皮肤清洁、干燥，出汗多时及时擦干。注意严密观察探头穿刺部位及贴膜固定位置，如固定位置出现轻微的红、痒，可暂时不予处理，待监测任务完成后再用药膏涂抹或做其他处理。如肿胀明显，并伴有疼痛，应停止监测。

（2）预防探头脱落：掌握安装探头的正确方法，选择不被异物、裤带接触或不经常活动的部位；安装时根据患者的皮下脂肪厚度选择左手捏紧皮肤或伸展皮肤固定，刺入皮下后，再用手协助将其针尖端完全送入皮内，并妥善固定，避免牵拉记录线。

13 动态血糖仪监测操作过程的主要注意事项有哪些？

（1）探头置入前要达到常温，运输和储存条件为 2～10℃，切勿冷冻，从冰箱取出后要在 1 周内使用。

（2）使用助针器，年龄小或非常瘦弱的患者可以用手置入。

（3）探头置入皮下组织时要选择正常的组织，离开脐周 3cm，避开经常进行屈伸等运动的部位；离开注射胰岛素的部位 5～7.5cm 为宜；有少量出血无影响。

（4）探头置入初始化结束后，置入持续疼痛超过 1h 者，应及时查看动态血糖仪的电流，当电流信号不稳定时，需终止本次监测。

（5）安装 CGMs 后调试初始化只能进行 1 次，不可以重复进行。

（6）加强对 CGMs 的保护，减少遇水，防止投掷、损坏，防止静电报警。

第 4 章　胰岛素管理

1 什么是胰岛素？

胰岛素是促进合成代谢的激素，在调节机体糖代谢、脂肪代谢和蛋白质代谢方面都有重要作用，是维持血糖在正常水平的主要激素之一。胰岛素一方面能促进血液中的葡萄糖进入肝、肌肉和脂肪等组织细胞，并在细胞内合成糖原或转变成其他营养物质贮存起来；另一方面又能促进葡萄糖氧化分解释放能量，供机体利用。由于胰岛素既能增加血糖的去路，又能减少血糖的来源，因此其最明显的效应是降低血糖。当胰岛 B 细胞破坏或功能减退时，胰岛素分泌不足或缺乏，使糖进入组织细胞，在细胞内的氧化利用发生障碍，从而引起高血糖。由于血糖水平超过了肾小管吸收葡萄糖的能力，部分血糖随尿排出，从而导致糖尿病。

2 胰岛素的作用原理是什么？

（1）胰岛素由胰岛 B 细胞产生，胰岛素可以帮助葡萄糖进入对胰岛素敏感的组织（如肌肉和脂肪组织），为机体提供能量。

（2）未患糖尿病的正常人胰岛素的释放是有一定规律的，在空腹状态下胰岛 B 细胞通常以恒定的速率分泌基础胰岛素以满足机体的需要。

（3）进餐后，胰岛 B 细胞释放大量胰岛素，以确保血糖维持在正常水平。

3 胰岛素与糖尿病的关系是什么？

可用注射胰岛素的方法治疗糖尿病。但并非所有糖尿病都是因胰腺 B 细胞分泌胰岛素不足引起的。近年来采用的放射免疫测定证明，有部分患者血液中具有正常或超常量的胰岛素，这说明其他因素也会使胰岛素不能发挥正常生理功能，从而引起糖尿病。如人体血浆内有胰岛素原存在，分解后可转变为胰岛素，故推测胰岛素原激活失常也是糖尿病发病的一个因素。我国已于 1965 年第一次人工合成牛胰岛素，在揭开生命奥秘的历程中迈进了一大步。

4 胰岛素种类按来源分为哪几类？

胰岛素种类按来源可分为三大类。

（1）动物胰岛素：主要来源于猪和牛的胰腺，其结构组成与人胰岛素有差别。

（2）人胰岛素：通过基因工程由酵母菌或大肠埃希菌合成，结构与人体内的胰岛素一致。

（3）人胰岛素类似物：将人胰岛素的结构略作改变，以求达到超短效或超长效等目的。胰岛素类似物可以更好地模拟生理性胰岛素分泌模式。

5 目前常用的胰岛素有哪些，按照作用时间长短有哪几种？

按照作用时间，可将胰岛素分为以下几种：①短效人胰岛素；②中效胰岛素；③长效胰岛素；④超短效胰岛素；⑤预混胰岛素。

目前临床常用生物合成人胰岛素及胰岛素类似物治疗糖尿病。生物合成人胰岛素有 3 种规格，即诺和灵 R（短效）、诺和灵 N（中效）、诺和灵 30R。胰岛素类似物泛指可模拟正常胰岛素的分泌，在结构上与胰岛素也相似的物质。20 世纪 90 年代末，人类在对胰岛素结构和成分的深入研究中发现，对肽链进行修饰均有可能改变胰岛素的理化和生物学特征，从而研制出较传统人胰岛素更适合人体生理需要的胰岛素类似物（insulin similitude），又称为速效胰岛素或餐时胰岛素。目前已用于临床的有赖脯胰岛素、门冬胰岛素、甘精胰岛素、地特胰岛素等。其中前两种为短效类似物，后两种为长效类似物。

6 使用胰岛素的适应证有哪些？

（1）1 型糖尿病患者。

（2）经饮食及口服降糖药物治疗未获得良好控制的 2 型糖尿病患者（继发失效）。

（3）2 型糖尿病患者特殊情况下的短期应用（酮症酸中毒、高渗性非酮症性昏迷、乳酸酸中毒，各种急性重症感染等）。

（4）合并重症感染、急性疾病或消耗性疾病的糖尿病患者。

（5）外科治疗的围手术期或妊娠和分娩时。

（6）新诊断的并与 1 型糖尿病鉴别困难的消瘦的糖尿病患者。

（7）在糖尿病病程中（包括新诊断的 2 型糖尿病患者），出现无明显诱因的体重下降。

7 使用胰岛素的禁忌证有哪些？

（1）低血糖者。

（2）对胰岛素过敏者。

8 胰岛素的给药方法有哪几种？

（1）皮下注射：间断、连续（胰岛素泵）。

（2）静脉注射：静脉补糖制剂时、糖尿病急性并发症、特殊实验等。

（3）黏膜吸收：喷洒或气雾的方式，胰岛素经鼻黏膜、气道黏膜吸收入血，因吸收不稳定、用量大故而未推广。

（4）腹腔内灌注：腹膜透析治疗的肾功能不全者。

（5）伤口局部用药：感染创伤后，胰岛素外用于伤口局部。

（6）其他：口服，肺部、直肠给药，眼内给药等，但技术尚不成熟。例如在口服时，肠道内的酶、多肽及 pH 等因素使胰岛素变性和分解，以及在肝中被消除，故单纯口服无效。

9 胰岛素注射工具有哪些？

胰岛素注射工具有胰岛素专用注射器、胰岛素注射笔、胰岛素泵（图 4-1）。

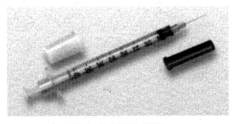

胰岛素专用注射器

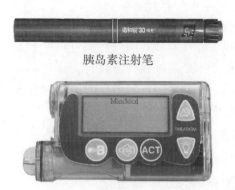

胰岛素注射笔

胰岛素泵

图 4-1　胰岛素注射工具

10 皮下注射胰岛素个体间吸收差异大吗？

（1）不同注射部位胰岛素的吸收快慢不同，按吸收速度由快至慢依次为：腹部（上腹部＞下腹部）＞上臂＞大腿及臀部。水肿部位吸收速度最慢。

（2）体位影响胰岛素的吸收，立位时吸收慢于卧位时。

（3）运动可加速胰岛素的吸收。

（4）环境温度较高及局部加热（如洗热水浴）、局部按摩都可以加速胰岛素的吸收。

（5）胰岛素的浓度和剂型也会影响胰岛素的吸收。

11 使用胰岛素治疗前操作人员要做哪些准备？

（1）向患者讲解注射胰岛素的目的及意义，解除患者思想中"用上胰岛素就要终身依赖"或"注射胰岛素会成瘾"的错误观念，减轻患者的心理压力，使之愉快地接受治疗。向患者讲解注射胰岛素的基本过程，注射后的注意事项，可能出现低血糖，要及时进餐等。

（2）物品准备：胰岛素注射笔 1 支（内含笔芯及针头）、75%乙醇 1 瓶、无菌棉签 1 包。

12 使用胰岛素治疗时患者自身准备有哪些？

（1）皮下注射胰岛素前，应备好食物，以免进餐不及时出现低血糖反应。

（2）如果用注射器皮下注射普通胰岛素，应将胰岛素从冰箱取出后室温放置15～20min，再抽取药物。

13 使用胰岛素如何进行时间选择？

一般在餐前 15～30min 皮下注射，速效胰岛素餐前即时注射。

14 正常胰岛素外观是什么样的？

短效胰岛素为无色透明液体，若有沉淀、变色不要使用；预混胰岛素为均匀的浑浊悬液。

15 如何选择胰岛素注射部位？

常用的注射部位有上臂前外侧部、大腿前外侧部、臀部和腹部（离脐 3cm 外的区域）。胰岛素注入的部位不同，吸收的速度也不同，由快到慢依次为腹部、上臂、大腿、臀部。局部运动可加快吸收。如果要锻炼，应避免在上臂和大腿处注射，以免因活动肢体加速对胰岛素的吸收，导致运动后低血糖。洗热水澡或按摩可以使胰岛素在注射后很快起效。如果进餐时间提前，则选择腹部注射胰岛素；如果进餐推迟，可选择臀部注射。短效胰岛素推荐在腹部注射，中效胰岛素可注射在大腿前外侧。不要在痣、瘢痕组织和皮肤隆起处注射，以免因胰岛素不易通过变厚的组织而影响疗效。

腹部：以一个拳头盖住脐（此处勿注射胰岛素，在脐周 2～3cm），脐两侧约一个手掌稍宽的距离内注射。在除此之外的腹部注射，针头容易扎到肌肉。即使是超重者，其皮下层也是越往身体两侧越薄。腹部边界：耻骨联合以上约 1cm，最低肋缘以下约 1cm，脐周 2.5cm 以外的双侧腹部。手臂：应选择上臂外侧 1/4 的部位，手臂三角肌下外侧注射。大腿：因为大腿血管及神经多分布于内侧。故应选择大腿前面或外侧面进行注射，避免胰岛素针头刺伤血管及神经。臀部：注射部位是从髂骨上缘往下至少 10cm 远处（外上方处）。不同注射部位对胰岛素的吸收速度不同，注射部位的选择要根据自身情况和使用胰岛素的种类决定。短效人胰岛素理想的注射部位为腹部；速效胰岛素类似物可注射在任何部位；中长效胰岛素（例如睡前注射的中效胰岛素）或长效胰岛素类似物理想的注射部位为大腿、臀部；预混胰岛素或预混胰岛素类似物理想的注射部位为腹部（早晨）、大腿（傍晚）或臀部。糖尿病患者长期、反复皮下注射，容易造成局部注射部位脂肪萎缩或增生（脂肪增生较常见），增厚的皮肤呈现"橡皮样"改变，质硬，如胰岛素注射到此部位，虽然疼痛感减少了或无痛，但会大大影响胰岛素的吸收，胰岛素的作用基本被钙化，易造成血糖值的不稳定，波动性大，尤其是餐后血糖值，所以不能追求无痛或少痛影响胰岛素作用的发挥。每次注射前均需评估注射部位的情况，应避开脂肪增生部位，不能凭主观感受选择注射部位。

16 胰岛素注射时应注意哪些事项？

为了使胰岛素更好地吸收，轮换注射部位有助于防止异常细胞生长和脂肪沉积，避免皮下脂肪萎缩或皮下脂肪增厚，一般常用的方法是"大轮换"和"小轮换"。在腹部、上臂、大腿外侧和臀部这四个区域之间的轮换注射称为"大轮换"；在每个部位内的小范围轮换注射时称为"小轮换"。把每个注射部位分为面积2cm×2cm的注射区，每次注射选择一个注射区，两次注射点间隔2cm，每次注射部位都应轮换，应尽量避免在1个月内重复使用一个注射点，也不应在一个注射区连续几次注射。注射部位可按以下原则轮换：选择左右对称的部位注射，并左右对称轮换，待轮完，换另外一个左右对称的部位。同一注射部位内注射区的轮换要有规律，以免混淆。

17 为什么同一部位不能多次注射？

（1）同一部位多次注射可引起皮下脂肪硬结及局部皮疹，可影响美观。
（2）影响胰岛素的吸收，所需胰岛素的剂量会越来越大，造成经济上负担加重。
（3）引起对注射的恐惧或抵抗，不利于控制血糖。
（4）容易导致不正确的注射方法。

18 注射胰岛素前如何正确排气？

第一次使用新笔芯前必须排气，这样才能确保只有胰岛素被注入体内。安装好笔芯后取下外针帽和内针帽，用手握住笔杆，针尖向上，轻弹注射笔数次，调剂量选择换到4个单位，快速推注射按键，重复2次，然后再选择2个单位继续排气，重复此步骤，直到发现一滴胰岛素出现在针尖为止。使用中的笔芯如果每次都取下针头，可参考上述方法排气；使用中的笔芯如果不取下针头，则不必排气。

19 哪些胰岛素注射前应注意充分摇匀？

如果使用的是预混胰岛素或中效胰岛素，需将胰岛素笔放在手心水平滚动10 次或将笔式注射器上下颠倒摆动至少 10 次，以确保笔芯内胰岛素充分混合（图 4-2）。

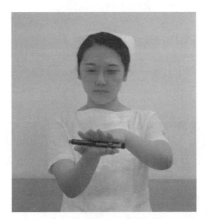

图 4-2　将胰岛素笔放在手心水平滚动

20 胰岛素注射步骤与方法是什么？

（1）注射前仔细核对药名、剂量等信息。

（2）选择注射部位，用乙醇棉球消毒注射部位皮肤。

（3）用一只手轻轻捏起注射部位 2～3cm 宽的皮肤，并引起轻微疼痛；另一手握住胰岛素注射器，将针头以 45°～90° 角快速刺入注射部位，推注药液，然后放松提起的皮肤。

（4）消瘦者和儿童以 45° 角进针注射，正常体形成年人以 90° 角注射。

（5）注射后要多停留片刻，可以避免或减少药液从针眼和针头溢出的情况，一般停留 6～10s。

（6）拔针时不能改变方向，拔针后用干净的棉球压迫注射部位 6～10s，注意不要揉。

（7）整个注射过程，患者保持肌肉放松。

21 正确注射胰岛素的捏皮手法是什么？

正确的捏皮手法：用拇指、示指和中指提起皮肤，使皮下组织充分脱离肌肉组织（图4-3A）。

错误的捏皮手法：用整只手来提捏皮肤，有可能将肌肉、皮下组织一同捏起，导致肌内注射（图4-3B）。

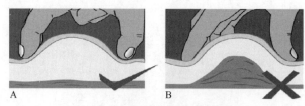

图4-3　注射胰岛素的捏皮手法

22 儿童和消瘦成年人、正常体重成年人和肥胖成年人的注射角度一样吗？

一般情况下，儿童和消瘦者进针角度为 45°；正常体重成年人进针角度为 90°；体胖者进针角度为 90°，可捏紧或无须捏紧皮肤（图4-4）。

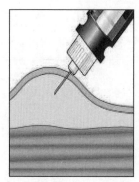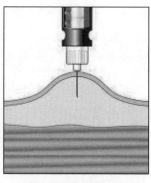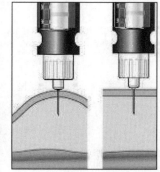

儿童和消瘦成年人进针角度　　正常体形成年人进针角度　　体胖者进针角度

图4-4　进针角度

23 糖尿病患者自行使用胰岛素后的针头如何处理？

使用后的注射器和胰岛素针头要远离儿童，放置于加盖的硬塑料或金属容器中，下次就医时交给医护人员集中销毁。

24 如何减轻注射时的疼痛？

（1）胰岛素从冰箱拿出需放置于室温下 15min。
（2）待消毒皮肤上的乙醇挥发完全后再注射。
（3）注射器中无气泡。
（4）进针要快。
（5）进针和拔针时不能改变针头的方向。
（6）肌肉放松。
（7）更换注射部位。
（8）尽量减少注射器针头重复使用次数。

25 使用胰岛素后应注意观察什么？

（1）注射后嘱患者按时进餐，避免发生低血糖。
（2）观察注射部位有无水肿、青紫、皮下硬结红斑、脂肪肥厚及萎缩等。如有出血，则是针头刺穿了毛细血管，可使用无菌棉签按压。

26 如何正确保存胰岛素？

（1）胰岛素注射笔要保存在室温、阴凉、避光处。
（2）瓶装胰岛素一旦开封，在 2～8℃条件下最多可以使用 3 个月，胰岛素笔芯一旦开封，在室温下储存一般最多可以使用 1 个月。

27 胰岛素针头是否需要一次性使用？

胰岛素注射器及胰岛素笔用针头需要一次性使用，多次反复使用会对患者造成很大危害，如感染、疼痛、皮下硬结、肌肉萎缩等，甚至有针头折断在皮肤内的风险，最终影响患者的血糖控制。胰岛素注射笔用针头属于一次性医疗用品，应当一次性使用。在完成注射后应立即卸下丢弃，而不应留在胰岛素笔上。这样可以避免空气或污染物进入笔芯，引起笔芯内药液外溢，影响注射剂量的准确性，不利于控制血糖。避免重复使用胰岛素注射针头，每次注射均应更换。若重复使用针头，针头中残留的胰岛素会影响注射剂量的准确性，或形成结晶堵塞针头。重复使用针头使其表面润滑层脱落、针尖变钝，增加患者的疼痛，影响依从性。重复使用针头，还可导致皮下脂肪增生，血糖波动大，血糖不易达标，从而使胰岛素用量增加，最终增加治疗费用。图4-5为显微镜下显示的针头形态。

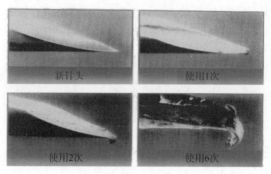

图 4-5　显微镜下针头的形态

28 各种胰岛素的特征是什么？

各种胰岛素的特征见表 4-1。

表 4-1　各种胰岛素的特征

类型	名称	作用时间（h）			特性
		起效	高峰	持续	
短效人胰岛素	普通胰岛素	0.25～0.5	1～3	5～7	作用强而快，持续时间短，
	诺和灵 R	0.5	2.5～5	6～8	外观清亮透明，可供皮下、
	优泌林 R	0.5	2～4	6～8	肌内、静脉注射，皮下注射后30min起作用，主要控制1h后高血糖
中效胰岛素	诺和灵 N	2	7～15	16～22	起效时间和作用时间较短效
	优泌林 N	1	4～10	16～22	长，单独或与短效混合皮下注射。主要控制两餐后高血糖，以第二餐后为主。外观浑浊，不能静脉注射

续表

类型	名称	作用时间（h）			特性
		起效	高峰	持续	
长效胰岛素	鱼精蛋白锌胰岛素	4～5	8～14	25～36	主要提供基础水平胰岛素。一般每日 1 次，遵医嘱定点注射，不能肌内或静脉注射
	甘精胰岛素	1～2	4～16	>24	
	地特胰岛素	1～2	4～12	>24	
超短效胰岛素	赖脯胰岛素（优泌乐）	0.25	1～2	3.5～4.5	注射后吸收快，1h 达血峰值，与餐后血糖高峰相接近，持续 4h，低血糖发生率低，皮下注射后可随即进餐
	门冬胰岛素（诺和锐）	0.17	0.67	3～5	
预混胰岛素	诺和灵 30R（短效 30%）	0.5	2～8	24	即短效与中效预先混合的胰岛素制剂。可满足临床对餐后血糖良好控制及减少注射次数的需要
	诺和灵 50R（短效 50%）	0.5	1～6	24	
	优泌林 70/30（短效 30%）	0.5	2～12	16～18	
	门冬胰岛素 30（速效 30%）	0.2	1～5	6～8	
	赖脯胰岛素 25（速效 25%）	0.25	1～6	6～8	可每日早、晚餐前两次注射。根据早餐后、午餐后的血糖来决定早餐前用量，根据晚餐后及次日凌晨血糖来决定晚餐前用量，对每日 3 次注射胰岛素的患者，为使次日晨血糖达到良好控制，早、午餐前使用短效胰岛素，晚餐前也可选用预混胰岛素

29 胰岛素针注射后漏液现象会影响实际注入剂量吗？

很多胰岛素针注射后，针头上多多少少会有漏液现象。胰岛素针注射后漏液常见有 3 种类型：针头和胰岛素笔芯之间密封性不良导致的漏液；皮肤漏液；针尖漏液。漏液现象除了和注射时按钮未完全按下、注射剂量、胰岛素类型、胰岛素针内径、注射部位皮肤情况（松紧、有无水肿等）有关外，注射完毕后停留时间过短也是一个很重要的因素。需要在注射前检查胰岛素笔的质量，包括针头与笔芯的密封性，以及胰岛素注射剂量、胰岛素的类型等。胰岛素注射完毕后停留10s 以上，这样可以最大程度减少漏液现象的发生，如果停留 10s 以上还有继续漏液现象可以增加停留的时间，停留时间可以大于 10s 或者达到 15s 以上，特别是预混胰岛素、胰岛素注射剂量大的，停留时间应更长。注射时用拇指完全按下胰岛素笔按钮，停留 10s 以上，直至针头拔出为止；注射前查看患者皮肤情况，尽量不在水肿或反复穿刺的部位注射；选择合适的胰岛素针头。目前无论成年人还是儿童，推荐用 4mm 的针头皮下注射。

30 所有的胰岛素针注射完后均需要停留 10s 以上吗？

胰岛素皮下注射停留时间 10s 以上可减少注射后漏液现象，但是不是所有胰岛素针皮下注射后均需停留呢？临床使用的胰岛素注射器有两类。一类是胰岛素专业注射笔，就是我们平时使用的各种类型的胰岛素笔，如诺和笔、特充笔等；另一类是胰岛素专用注射器，胰岛素专用注射器的外观和常用的 1ml 一次性注射器相似。胰岛素专用注射器的刻度是胰岛素注射的剂量（U），而 1ml 注射器的刻度是 ml。如果用普通的 1ml 注射器抽取胰岛素，需要把胰岛素的剂量（U）换算成数量（ml），不但操作烦琐而且抽取时也影响胰岛素剂量的准确性。使用胰岛素专用注射器注射胰岛素时，仅需要把针头注入皮下就可以直接拔出而不需要停留，这是其和胰岛素专用笔的最大区别。使用胰岛素专用注射器，每次都需要重新抽取胰岛素，携带不方便，相对胰岛素专用笔来说剂量准确性较差。

31 注射胰岛素会产生依赖性吗？

注射胰岛素不会产生依赖性。是否需要应用胰岛素，以及应用后能否撤掉，关键取决于病情。"药物依赖"是指反复（周期性或连续性）用药引起的患者心理上或生理上对药物的依赖状态，表现出一种难以克制的要连续或定期用药的行为和其他反应。胰岛素是人体自身分泌的，维持正常血糖所必需的生理激素，每个人都离不开胰岛素。对自身无法分泌胰岛素的 1 型糖尿病和胰岛素分泌不足的 2 型糖尿病患者来说，注射胰岛素是一种替代治疗，可以很好地控制血糖，改善 2 型糖尿病患者自身的胰岛功能，对改善病情及预后大有益处。即使长期注射，也是病情的需要，不存在胰岛素依赖的问题。对于刚刚确诊的 2 型糖尿病患者，若血糖较高，也应给予胰岛素，因为此时口服降糖药在短时内很难使血糖得到满意控制，而胰岛素可以使高糖毒性迅速缓解，从而减轻胰岛素抵抗，并在一定程度上逆转胰岛 B 细胞功能。在短期胰岛素强化治疗控制好血糖后，这部分患者对口服降糖药仍有良好的反应，在医生的指导下，可以在加用口服降糖药的基础上减少胰岛素用量，或者改为口服降糖药。

第 5 章

胰 岛 素 泵

1 什么是胰岛素泵？

胰岛素泵（图 5-1）是近 20 年来临床上模拟人体生理胰岛素分泌的一种胰岛素输注形式，它能模拟正常胰岛素生理分泌模式，持续输注基础剂量胰岛素和快速输注追加剂量胰岛素，可保持体内胰岛素水平，提高血糖控制的稳定性。同时可通过患者的病情和血糖的变化来调节基础率、临时基础率、餐前大剂量，平稳控制血糖，减少低血糖的发生，方便无症状低血糖患者。胰岛素泵是目前控制血糖的最佳手段，也是现在"胰岛素强化治疗"的主要方法之一。胰岛素泵又称持续胰岛素皮下注射（continuous subcutaneous insulin infusion，CSII），是采用人工智能控制的胰岛素输入装置（图 5-1），通过持续皮下输注胰岛素，模拟胰岛素的生理性分泌模式，从而控制高血糖。生理状态下胰岛素分泌按与进餐的关系分为两部分：一是不依赖于进餐的持续微量脉冲式分泌基础胰岛素，二是由进餐后高血糖刺激引起的大量胰岛素分泌。胰岛素泵通过人工智能控制，以可调节的脉冲式皮下输注方式，模拟体内基础胰岛素分泌；同时在进餐时，根据食物的种类和总量设定餐前胰岛素以控制餐后血糖，更有利于糖化血红蛋白的控制和生活质量的提高，降低严重低血糖的发生风险。

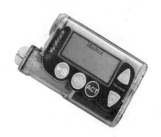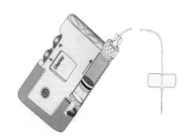

图 5-1　胰岛素泵

2 胰岛素泵适应证有哪些？

（1）1 型糖尿病患者。

（2）2 型糖尿病合并下列情况者：口服降糖药无效；急性并发症期；各种慢性并发症初期；难以控制的高血糖；反复发生的高血糖和低血糖交替现象；存在其他应激状态如感染、外伤及围手术期等。

（3）希望严格控制血糖的患者。

（4）胰岛素强化治疗的 2 型糖尿病患者。

（5）其他内分泌疾病合并糖尿病者，如库欣综合征、肢端肥大症等。

（6）生活极不规律的各种不同职业的糖尿病患者。

（7）每天多次皮下注射胰岛素控制不佳的糖尿病患者，经胰岛素注射治疗控制血糖稳定仍十分困难者；尤其是血糖波动大，反复发生酮症酸中毒，频繁发生严重低血糖和（或）低血糖昏迷及"黎明现象"明显的患者。

3 胰岛素泵禁忌证有哪些？

胰岛素泵治疗没有绝对禁忌证，只有相对禁忌证。①严重的过敏体质；②严重的瘢痕体质；③老年患者；④陪护人员不能认真监测血糖，不能正常进行胰岛素泵操作的患者；⑤有精神疾病的患者。

4 进行胰岛素泵治疗前护理人员应做好哪些准备工作？

（1）向患者介绍胰岛素泵的基本知识，包括胰岛素泵的工作情况、常见故障的报警提示、故障排除方法等。

（2）告知患者使用胰岛素泵并不代表患者可以随意改变已养成的良好生活习惯，严格遵守饮食、运动治疗仍然是治疗糖尿病的基础。

（3）普及管道及仪器的保护知识，选择放置的部位（一般选在腹部，避开腰带和瘢痕及脐部位），以及使用胰岛素泵的注意事项。

（4）向老年患者进行血糖监测的知识宣教，讲解积极控制血糖的必要性。

（5）告知可能出现的不适情况，与患者签署知情同意书。

5 进行胰岛素泵治疗前患者需要做哪些准备？

（1）了解糖尿病的基本知识，日常保健，血糖、尿糖的检查方法。养成良好的生活习惯，保证胰岛素泵治疗效果的有效性。

（2）患者在使用胰岛素泵前应洗澡、更衣，保持皮肤清洁，勿剧烈活动；安装时注意保暖，防止感冒。

（3）患者取平卧位，选择合适的置入部位。消毒皮肤，最好使用乙醇消毒。

侧卧位的患者要避开受压侧，对贴膜过敏者操作前及时告知医务人员。

6 进行胰岛素泵治疗前物品准备有哪些？

（1）将短效或速效胰岛素笔芯在安装前 2～4h 从 2～6℃冰箱中取出，放置于室温下，避免因胰岛素过冷、过热产生气泡，阻塞输注装置。

（2）准备一套胰岛素泵装置，包括胰岛素泵、3ml 储药器、助针器、sof-set 软针输注管、针头、信息提取器、透明敷料。

（3）消毒用品：75%乙醇或 0.2%碘伏。

7 胰岛素泵操作过程有哪些？

（1）安装前应先调试胰岛素泵，使基本程序设置无误。

（2）检查胰岛素是否失效，并提前将其放置在室温下，用胰岛素储存器抽取所需胰岛素量后排尽注射器内空气。

（3）部位选择：常取下腹部为输注部位，避开腰带周围和腰围处及距脐 4～5cm 区域内。新输注部位与上一次输注部位应相隔 2～3cm 以上。

（4）安装胰岛素泵：清洁安装者的双手，避免触到储存容器和输注装置的末端或胰岛素瓶的顶部。用 75%乙醇在输注部位由内向外局部消毒，待其自然干燥后，将针尖以助针器迅速插入，避免打弯影响输注液的流入。垂直进针，轻轻转动拔出辅针，贴好胶布。

（5）设定基础量及餐前量。

8 如何设定胰岛素泵的基础量及餐前量？

大多数胰岛素泵使用者在泵治疗开始时需要的胰岛素总量比用泵前总量减少约 25%，长期稳定后，减少 15%～17%，故计算最初用量时应将用泵前总量减少 25%。一般将计算所得总量的 50%定为基础量，但临床应用时具体剂量分配因人而异。如果因为有持续高血糖或低血糖而考虑用泵前每日总剂量有误差，则起始基础量应按照当前体重来估计，适宜的每日起始总量为每日每千克体重 0.5U。

9 胰岛素泵操作前的心理护理有哪些?

胰岛素泵是一种高新技术,初次接触患者会有不同程度的顾虑,如担心针头埋于皮下是否会引起不适;血糖能否控制良好;胰岛素输注剂量是否准确;携带是否方便;发生故障如何处理等。针对以上问题,护士要耐心讲解,用治疗成功的病例为其增强信心,使之消除恐惧和焦虑情绪,积极配合治疗。

10 胰岛素泵置入过程的注意事项有哪些?

(1)安装前认真准备用物,向患者讲解胰岛素泵治疗的必要性,帮助患者取平卧位或坐位,选择置入部位,使用75%乙醇消毒2次,或用0.2%碘伏消毒1次。

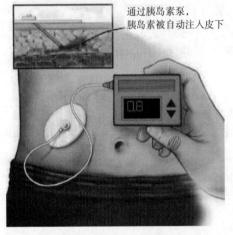

通过胰岛素泵,胰岛素被自动注入皮下

图5-2 胰岛素泵的置入

(2)将sof-set软针部分放置于持针器上,嘱患者平稳呼吸,勿鼓肚。根据患者皮下脂肪厚度用左手捏紧皮肤或伸展皮肤,右手持针,按下开关,将针头快速刺入皮下,拔出针芯,贴膜固定(图5-2)。

(3)在置泵的过程中要认真检查胰岛素储药器和输注软管内有无气体。

(4)帮助患者调试胰岛素泵,完毕后放入专用保护套、患者腰带或衣裤口袋处。

(5)做好皮肤护理,定时更换注射部位、透明敷料及管道、导管及仪器,勿打折受压,不要随意触碰仪器上的任何按键。

(6)按时进餐,定时监测血糖,防止发生低血糖。指导患者自己注射餐前大剂量,同时观察胰岛素笔芯的使用情况,使用完毕后要及时更换。

11 何时需要立即更换耗材及注射部位?

有以下情况时应立即更换耗材及注射部位,避免发生堵管、漏液等意外情况:①针头扎入皮下时有血反流回管道;②针头扎入时有空洞感;③扎入皮下脂肪层较浅。

12 使用胰岛素泵需要关注哪些要点？

（1）安装前要检测血糖。这是为了确定在重新装药和更换注射部位后是否应适当调整剂量。

（2）安装时要注意排出储液器内的气泡，确保导管通畅。因为胰岛素泵需使用储液器提前存储胰岛素，因此在安装前一定要做好储液器的排气工作，以避免气体残留；同时因为胰岛素泵需要管道、针头与身体相连接，因此在换用新导管时需确认管道畅通：要能看到一两滴胰岛素液通过针头，避免因气体残留于管道内造成胰岛素不能正常注入，产生高血糖。

（3）更换新导管后，应再检测一次血糖，以确认胰岛素的注入是否正常。通常在医院安装胰岛素泵时，每日需检测 7～8 次血糖，即三餐前、三餐后 2h、临睡时及夜间 2～3 时。

（4）各种胰岛素泵的说明书虽均指出耗材（导管，针头）使用时限为 7～10d，但是通常以 7d 为极限，否则易产生皮下硬结，胰岛素也会因此而吸收不好。

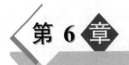

第 6 章

糖尿病饮食治疗

1 什么是糖尿病的饮食治疗？

糖尿病的治疗应是综合治疗，包括糖尿病教育、饮食治疗、运动治疗、自我血糖监测和降糖药物治疗。大多数 2 型糖尿病患者往往同时伴有代谢综合征的其他表现，如高血压、血脂异常等，所以糖尿病的治疗还应包括降糖、降压、调脂和改变不良生活习惯如戒烟等综合治疗。由于每个糖尿病患者的体重、体力活动、病情、并发症及用药情况不同，所以，不可能有适合所有患者的统一的食谱，但饮食治疗原则是相同的。

2 饮食治疗原则是什么？

糖尿病患者饮食原则都是相同的，即控制总能量，低糖、低脂、适量蛋白质、限盐、高纤维素饮食。一般来说，糖尿病饮食制订要做到"1 个平衡，3 个兼顾"，即平衡饮食，兼顾控制血糖、血脂、血压、体重，兼顾并发症的防治，兼顾个人生活习惯和饮食爱好。饮食方面做好两件事：一是要养成良好的饮食习惯；二是对照理想体重及活动强度，计算并确定每日应摄入的总能量，即每天应该吃多少。

3 良好的饮食习惯包括哪些方面？

良好的饮食习惯包括：少吃多动，控制体重；合理膳食，均衡营养；定时定量；粗细粮搭配；清淡少油，低脂、低胆固醇；适量蛋白质等。

4 如何少吃多动，控制体重？

每餐八分饱，晚餐饮食要清淡、易于消化，少荤多素，不暴饮暴食。不宜饥一顿饱一顿，不经常在外就餐。多吃就要多运动，运动量不大就不要多吃，要维持正常体重。观察自己的体重及腰围，如果一段时间内体重及腰围继续增加，说明是吃得太多，饭量应适当减少。

5 超重和肥胖者如何做到少吃多动，减轻体重？

超重和肥胖者应限制能量的摄入，在进行饮食治疗时，不必苛求减重速度太快，以体重每周减轻 0.5kg 为宜。一般来说，在饮食治疗开始后的 1～2 个月，可减重 3～4kg，此后可与运动治疗并用，保持每月减重 1～2kg，这样可获得比较理想的治疗效果。通过运动减少的体成分主要是体脂肪。提倡每天中等强度的体力活动至少 30min 或每天快步行走 6000～10 000 步。如果 1 个月后体重没有变化，则需要调整饮食和运动计划。监测体重变化，每周称体重 1 次（用同一量度器，穿着相似的衣服，并固定时间如早餐前）。

6 什么是合理膳食，均衡营养？

每天进食适量谷类、肉类、蔬菜、豆类、水果及奶类食品，少吃脂肪、盐、糖类等。对于糖尿病患者来说，并不是吃得越少越好，而是要吃得营养全面、均衡。所谓"均衡"，就是要求每日都应摄入粮谷类、蔬菜水果类、肉蛋类、乳豆类和油脂类五大类食物，搭配合理。糖尿病患者比正常人更需要全面营养。应做到主食粗细搭配、副食荤素搭配，不挑食，不偏食。任何一种单一的食物都不能满足人体每日所需的40余种营养素，而且许多食物中的营养成分对人体的益处尚未明确。因此，摄入种类齐全、数量充足、搭配合理的多种天然食物，才能达到维护健康、抵御疾病的目的。值得注意的是不要错误地认为不吃或少吃主食就可以更好地控制血糖，每天的主食量至少要有 200～250g。主食中的糖类含量在 75% 左右，200g 主食中含糖类 150g 左右。

7 什么是定时定量饮食？

一日三餐要定时定量，进餐速度一定要慢。如果餐后血糖高，则要少食多餐，即将全天的主食合理地分配到各餐次中，每餐的主食不超过 100g，这样就可避免在进餐后血糖出现大幅度升高，同时增加进餐次数也可减少低血糖的发生。尤其是晚间睡前 1h 加餐，可有效预防夜间低血糖的发生。夜间低血糖会刺激体内产生升高血糖的激素，易发生清晨及早餐后显著性高血糖，使血糖更不易控制。定时定量进餐，养成规律的进食习惯，可减轻胰腺负担，有利于控制病情。

8 定时定量饮食要特别注意哪些？

既不能大吃大喝，也不能不吃不喝，一日至少保证三餐，按早、中、晚各 1/3 或早 1/5，中、晚各 2/5 的主食量分配，并结合自己的习惯和血糖情况在两正餐之间加餐。简便的方法是由正餐中匀出 25g 主食作为加餐。也可以选用低糖蔬菜，如黄瓜或西红柿，每日 1 个作加餐。晚上睡前加餐，除主食外，尚可配半杯牛奶或酸牛奶或两块豆腐干等富含蛋白质的食物，以延缓葡萄糖的吸收，防止出现夜间低血糖。

9 粗细粮如何搭配？

主食多用粗杂粮代替精细粮，既有利于控制餐后血糖，也可增加饱腹感。主食最好粗细粮搭配，全天主食总量的一半为粗粮和杂粮，可选择荞麦、燕麦、大麦、玉米、玉米面、小米、黑米等粗、杂粮及其制品。

10 粗细粮搭配要注意什么？

马铃薯、红薯、芋艿、南瓜、山药类食物富含淀粉，也应计入每天的总能量摄入量内。叶类蔬菜中富含纤维素，可以适量多吃。多数淀粉类食物，如马铃薯、米饭、香蕉等食品对餐后血糖影响大，而全麦、粗粮、豆类、蔬菜等能使糖类在胃肠以易消化的形式缓慢释放，吸收得慢，随时间的增加，胰岛素变得敏感，血糖的升高并不以剧烈波动的形式表现出来，有益于控制餐后血糖。

11 如何增加膳食纤维的摄入？

（1）选择全谷、全麦食品作早点。
（2）可用部分粗粮替代精细米面，但粗粮也不能超出总摄入量。
（3）每日膳食中可添加豆类食物，如红豆、绿豆等。

（4）每日多吃青菜，特别是青菜的叶和茎。

另外要特别注意，膳食纤维并非"多多益善"，过量摄入可能造成腹胀、消化不良，也可能影响钙、铁、锌等元素的吸收，还可能降低蛋白质的消化吸收率。特别是老年糖尿病患者、胃肠道功能减弱的患者、肠炎和肠道手术的患者、容易出现低血糖的患者等，更应引起注意。

12 如何做到清淡少油、低脂、低胆固醇进食？

脂肪产热多，1g 脂肪产生 9kcal 热量，而等量的糖类及蛋白质产热只有 4kcal。所以多吃脂肪易使人发胖、升高血脂，发生心血管疾病。糖尿病患者应限制脂肪的摄入量。但脂肪又是人体必需的营养素，并不是越少摄入越好。植物油种类不同，其脂肪酸构成和营养特点也不同，最好交替使用不同种类的植物油，不管吃什么油，每天烹调用油都应控制在 20～30g，即白瓷汤勺一平勺为 10g，一天不超过 3 平勺。改变烹调方式是减少烹调用油的最好方法。尽可能用很少量的烹调油的方法，如蒸、煮、炖、拌、汆、焖、水滑熘、急火快炒等。用煎的方法代替炸也可减少烹调油的用量。

糖尿病患者，特别要防止摄入过多的饱和脂肪酸和反式脂肪酸，尽量不用动物油，少吃或不吃咸肉、香肠、腊肠和其他肉制熟食，不宜吃多油食物或油炸食物。限制高糖、高胆固醇的摄入。减少肥肉、动物内脏、罐头、甜点、冰激凌、巧克力、酥皮点心、油腻糕点及甜饮品、可乐等碳酸饮料的摄入。

13 饱和脂肪酸含量高的食物有哪些？

在膳食脂肪中，饱和脂肪酸含量高的食物可使血胆固醇增高。这类食物包括高脂肪的乳制品（如干酪、全脂牛奶、奶油、黄油和奶油冰淇淋）、肥肉、猪油、棕榈油、椰子油。高胆固醇含量的食物也可使血胆固醇增加。这类食物包括动物肝脏、肾、脑、肥肉、蛋黄、鱼子、蟹黄、咸鸭蛋、松花蛋等。

14 含有高反式脂肪酸的食物有哪些？

含有高反式脂肪酸的食物可以使血胆固醇增加。这些食物中含有高度氢化的植物油，如很硬的人造黄油和使面点酥松的油脂。高反式脂肪酸食物有油炸食品和烘烤制食品，如蛋糕或糕点等。这类食物要尽量少吃。

15 含有不饱和脂肪酸的食物有哪些？

不饱和脂肪酸（或油脂类）不增加血胆固醇。含有不饱和脂肪酸的食物主要是植物油和大部分坚果，以及脂肪多的鱼类如鲑鱼。不饱和脂肪酸又分为单不饱和脂肪酸和多不饱和脂肪酸。单不饱和脂肪酸可降低血脂，有利于降低心血管病的风险。多不饱和脂肪酸不增加血胆固醇，可提供人体能量和必需脂肪酸，并且帮助脂溶性维生素 A、维生素 D、维生素 E、维生素 K 和类胡萝卜素的吸收。橄榄油、茶籽油和花生油类含有高不饱和脂肪酸；而植物油中的大豆油、玉米油、棉籽油和大部分坚果是多不饱和脂肪酸的良好来源。一些海鱼如鲑鱼、金枪鱼和鲭鱼等含有丰富的 ω-3 脂肪酸。ω-3 脂肪酸具有降低血脂和预防血栓形成的作用，能预防心脏病。过多摄入脂肪，不论何种脂肪酸都会使热量摄入增加，最终导致体重增加。

16 减少脂肪摄入的办法有哪些？

（1）不吃动物油，少用植物油。
（2）不用油炸、油煎法制作食物。
（3）多用煮、炖、汆、蒸、拌、卤等少油做法制作食物。
（4）做汤或砂锅炖菜时，不需再过油，可直接将肉放在锅中。
（5）用各种调味品代替油脂，既获得美味，又赢得健康。
（6）选择瘦肉，吃鸡肉、鸭肉时去除外皮。吃烤肉时将油脂滴完后再吃。
（7）尽量用低脂、脱脂奶制品。
（8）少吃奶油类食物，尽量不食用黄油或奶酪。

17 适量蛋白质指的是什么？

糖尿病患者蛋白质的摄入量为每日每千克体重 1g。这意味着体重 60kg 的糖尿病患者每日需要 60g 蛋白质。相当于每日进食适量主食（男性 250～300g，女性 200～250g）、1～2 袋鲜牛奶（250～500ml）、等量的酸奶或豆浆，1 个鸡蛋，150g 瘦肉，100～150g 豆类制品。摄入过多的蛋白质可能增加肾脏负担，长期高蛋白质饮食容易加重糖尿病肾病。鸡、鱼、肉（猪、牛、羊）是人类蛋白质的主要来源。最好是交替进食各种瘦肉（包括海产品，去皮的鸡肉、鸭肉，瘦的猪、牛、羊肉等），每日肉类总量以 100～150g 为宜，同时，可用豆类替代部分肉类。每周进食 3 次鱼类。

18 在选择适量蛋白质饮食时要注意哪些？

需要注意含蛋白质食物的质量，没有纯蛋白质的食物，肉类（猪、牛、羊）中还含有 10%～15%的脂肪，就是最瘦的肉也含有脂肪。选择肉类食物时要选择最瘦的部分；奶制品要选择去脂或低脂牛奶或其他奶制品。鱼、虾、蟹等水产品是营养价值较高的优质食品，易于消化和吸收，是儿童和老年人的最佳补品。鱼类的蛋白质含量为 15%～20%，其中必需氨基酸与畜类近似，蛋白质消化率可达87%～98%；脂肪含量在 1%～3%，多数为不饱和脂肪酸，常呈液态，很容易被吸收，脂肪的消化率可达 98%左右。蛋类的营养价值较高，蛋黄中维生素和矿物质含量丰富，且种类较为齐全，所含卵磷脂具有降低血胆固醇的作用。但蛋黄中的胆固醇含量较高，不宜过多食用，正常成年人每天可吃 1 个鸡蛋。血胆固醇偏高的患者，可吃 1 个鸡蛋白，每周可吃 2～3 个整鸡蛋。牛奶中含有蛋白质、糖类和脂肪等多种营养成分，特别是含钙很丰富，经常饮用能够预防骨质疏松症。由于牛奶中的脂肪是饱和脂肪酸，每 100ml 中含 3g 脂肪，过多摄入饱和脂肪酸与心血管疾病有密切关系，因此，糖尿病患者最好选用低脂牛奶及奶制品，每天摄入量以 250～500ml 为宜。黄豆蛋白也是优质蛋白质，豆浆中蛋白质的含量与牛奶相当，且易于消化吸收，其饱和脂肪酸和糖类含量低于牛奶，也不含胆固醇，适合于老年人及心血管疾病患者饮用。但豆浆中钙和维生素 C 含量远远低于牛奶，锌、硒、维生素 A、维生素 B_2 含量也比牛奶低，它们在营养上各有特点，二者最好每天都饮用。

19 如何选择优质蛋白质饮食？

（1）每周吃 2～3 次鱼。

（2）去皮的鸡肉是优质蛋白质的良好来源。

（3）选择低脂肪肉类（鱼、鸡、瘦猪肉和瘦牛肉、羊肉），每日 100～150g。

（4）每日食用 1 个鸡蛋。

（5）每日摄入适量的豆制品。

（6）每日饮鲜牛奶或酸牛奶 1～2 袋（250～500ml）。

（7）坚果也是蛋白质的良好来源，可少量摄入。

20 多吃新鲜蔬菜的好处有哪些？

蔬菜是维生素、矿物质、膳食纤维和植物化学物质的重要来源，可减缓餐后血糖吸收的速度，每天摄入量应不少于 500g。新鲜蔬菜（特别是深色蔬菜）和水果可提供丰富的维生素、矿物质和膳食纤维，可适当多吃西红柿、黄瓜；海藻类、魔芋、香菇、木耳、大蒜等食物有降低胆固醇的作用。

21 常见蔬菜的营养作用有哪些？

深色蔬菜中含有的黄酮类化合物具有控制餐后血糖的作用。因为这类化合物能够抑制肠道糖苷酶的活性，减慢多糖、双糖水解为葡萄糖的速度，从而延缓血糖升高。菌藻类食物包括蘑菇、香菇、银耳、木耳、海带、紫菜、发菜等，是对人体有益的活菌体或藻体，味道鲜美，营养丰富，含有丰富的脂肪、蛋白质和糖类，并含有钙、铁、碘等无机盐和丰富的 B 族维生素。冬瓜、黄瓜、南瓜、丝瓜等可以补充水溶性维生素 C 和 B 族维生素，能确保机体的正常新陈代谢。瓜类蔬菜中具有高钾、低钠的特点，有降低血压、保护血管的作用。

22 正餐时，如何控制餐后血糖？控制体重初期，减轻饥饿感的办法有哪些？

（1）进餐顺序为先吃菜，后喝汤，然后再吃鱼、肉、鸡蛋和主食。

（2）多吃低能量、高容积的食物，如黄瓜、大白菜、豆芽、菠菜、冬瓜、南瓜，以及海藻类、蘑菇类，豆腐等。

（3）多选用粗杂粮代替细粮，如红豆粥，荞麦面、玉米面制成的馒头、面条等。

（4）每次进餐前先吃一碗菜，以增加饱腹感，然后再进主食。

23 如何确定自己是否能吃水果？

水果中含有很多微量营养素，如镁、铬、锰等对提高体内胰岛素活性有利。

但是水果也含有糖类，如果糖和葡萄糖，这些糖类消化、吸收较快，升高血糖的作用比复合糖类（如粮食）要快，所以糖尿病患者需要根据自己的血糖情况，确定自己适合不适合吃水果。血糖控制不好（餐后血糖在 11.1mmol/L 以上；糖化血红蛋白＞6.5%；血糖不稳定，忽高忽低、上下波动）的患者，不建议吃水果，但可以用西红柿、黄瓜等来代替。西红柿和黄瓜含糖量低，每 100g 含糖量在 5g 以下，西红柿含糖 2.2%，黄瓜含糖 1.6%，可以从中获取维生素 C、胡萝卜素、纤维素、矿物质等，对健康很有益处。

24 如何确定吃水果的量？

当血糖控制较好时，可限量吃水果，水果每天不超过 200g，宜在两餐中间吃。进食后不宜马上吃水果，因一餐集中摄入大量糖类会升高餐后血糖。

25 糖尿病患者适合吃什么水果？

不同的水果含糖量不同。在选择水果时，原则上优先选择含糖量较低或甜度不高的食物，含糖量高的水果（指含糖量在 14%以上的水果）最好不吃。糖尿病患者一天可以食用水果 150～200g，但落实到某种水果时应参考表 6-1，如葡萄 200g，草莓约 300g。糖尿病患者不应饮用含糖饮料，如果汁、加糖的咖啡、汽水、可乐等。吃水果前后要自我监测血糖或尿糖，根据血糖或尿糖变化调整进食量。糖尿病患者可以适量有选择性地吃水果。糖尿病患者也可以吃血糖负荷指数较低的水果，如西瓜，单从血糖生成指数来看，似乎与面粉、大米差不多；此种情况需引入血糖负荷指数=实际所含糖的量×血糖生成指数，得出与其他水果升糖能力相近。类似的水果还有白兰瓜、香瓜、甜瓜等。这就是说，不是这些瓜类很甜不能吃，只要遵循"吃水果减等量主食、不超过总热量"的原则，每次吃的量都在允许范围内。糖尿病患者可以吃血糖生成指数较低的水果：桃含钾多、含钠少，能使血压下降，对糖尿病合并高血压患者有一定好处；梨有养血生肌、降低血压和养阴清热的效果，所以高血压、肝炎、肝硬化病患者常吃梨有好处；香蕉含有丰富的维生素和矿物质，其中钾和镁的含量尤其突出，钾能防止血压上升及肌肉痉挛，而镁则具有消除疲劳的效果，糖尿病患者尤其是合并高血压的患者，可以适当食用香蕉；柠檬可以明显减少糖尿病患者肝、肾及血液中过酸化脂肪的含量，因此对预防和减少糖尿病并发症有较好的作用。

26 水果、干果、硬果哪种含糖量更高？

见表 6-1。

表 6-1 水果、干果、硬果含糖量对比

类别	果名	含糖量（%）
水果	西瓜、白兰瓜、草莓、枇杷	4～7
	鸭梨、柠檬、鲜椰子肉、李子、樱桃、哈密瓜、葡萄、桃子、菠萝	8～9
	香果、苹果、杏子、无花果、橙子、柚子、鲜荔枝	9～13
	柿子、鲜桂圆、香蕉、沙果、杨梅、石榴、甘蔗汁	14～19
	鲜枣、红果、海棠	20～25
干果	荔枝干、杏干、柿干、桂圆干、枣干、蜜枣、葡萄干	50～80
硬果	葵花籽、核桃	10～15
	西瓜籽、花生米	16～25
	栗子	40～45

27 食用水果的好处有哪些？

　　新鲜水果中含有丰富的维生素和矿物质，这些都是维持生命所不可缺少的物质，对维持正常生理功能、调节体液渗透压和酸碱度起重要作用，又是机体许多酶和生物活性的组成部分。有人认为水果中含有的镁元素可改善胰岛素抵抗的 2 型糖尿病患者对胰岛素的反应性，铬和锰对提高体内胰岛素活性有很好的帮助作用。在控制糖类摄入总量的前提下，选择糖类含量较低的水果作为加餐，有助于减轻胰腺的负担。水果中还含有大量的膳食纤维，它们是必不可少的营养素。患糖尿病后由于对糖的利用发生障碍，所以应选择吃一些含糖量较低、维生素和膳食纤维较高的水果，它们既能提供必需的维生素、膳食纤维，又不致使血糖快速升高。尽量选择新鲜的瓜果，越早食用越好，例如，苹果中富含维生素 C，但放置 1 周，它的维生素 C 含量就会衰减 50%；如果水果皮上有农药，放置过久会造成农药浓缩吸收，所以要尽可能在新鲜时食用。

28 清淡少盐的益处有哪些？

　　世界卫生组织推荐，健康人每日食盐量不宜超过 6g，糖尿病非高血压患者不超过 5g，高血压患者不超过 3g，糖尿病高血压患者不超过 2g。食盐过多摄入可导致高血压、水肿，降低降压药物的疗效，还能增强食欲，使体重增加；并且会加速和加重糖尿病大血管并发症的发展。因此，对糖尿病患者来说，应从现在开始做到少吃盐，尽量食用新鲜食物。除此之外，所有高钠食物都要减少摄入，如咸菜、咸鱼、咸蛋等腌渍食物、酱油、面酱、香肠、罐头等。

29 如何做到清淡少盐?

每天食盐摄入采取总量控制，用量具量出，每餐按量放入菜肴。平常生活中可以通过"限盐勺"来帮助我们控制摄盐量，没有"限盐勺"也可以参考一啤酒瓶盖（平）的盐量（约 5g）的办法控盐，还可以采用在原来用盐量的基础上减少 1/3～1/2 的办法。5ml 酱油相当于 1g 盐。如果菜肴中需要用酱油，应按比例减少其中的食盐用量。可在菜肴烹调好后再放盐或酱油，以达到调味的目的。也可以先炒好菜，再蘸盐或酱油食用。还可在烹制菜肴时放少许醋，提高菜肴的鲜香味，帮助自己适应少盐食物。烹制菜肴时如果加糖会掩盖咸味，所以不能仅凭品尝来判断食盐是否过量，使用量具更为准确。习惯过咸味食物者，可在烹调菜肴时放少许醋，帮助减少食盐的用量。

30 多喝水的好处有哪些?

水对于糖尿病患者是至关重要的。糖尿病患者不要怕多排尿而限制饮水，特别是老年患者这是极为重要又容易被忽视的问题，缺水会加重病情，甚至会引发高渗性昏迷。每天应饮水 1200～2000ml（6～10 杯），少量多次，每次 200ml 左右（1 杯），不要等到口渴时再喝水。当然，肾衰竭或心功能不全的患者，要限制饮水。最好晨起一杯水+睡前一杯水。晨起饮水的目的是补充前一晚丢失的水分，并稀释血液，降低血糖和血黏稠度。睡前饮用一杯 200ml 左右的温水，不仅可以补充夜间对水分的需要，还可以降低血液黏稠度，维持血流通畅，防止血栓形成。运动后也应及时补充足量的水。宜选用淡绿茶水、白开水和矿泉水。要常饮茶，茶可扩张血管，减轻血液黏滞性，有助于控制血脂和血压。特别提醒的是进食后可适量饮用绿茶水 100～250ml，绿茶中的茶多酚等物质可有效抑制餐后血糖的上升。

31 糖尿病患者为什么不建议饮酒?

饮酒对糖尿病患者弊多利少。原则上以不饮酒为宜，因为酒精中除含热量外，不含其他营养素，长期饮酒易引起高甘油三酯血症，还可引起酒精性肝硬化、胰腺炎及多脏器损害。对于糖尿病患者来说，饮酒的危害性还在于打乱和干扰饮食控制计划。因此，糖尿病患者在饮酒时都必须保持克制，保持日常的血糖监测，在助兴场合以"客来茶当酒"为佳。当糖尿病患者合并心血管疾病、脂肪肝、痛风、胰腺炎、高甘油三酯血症、神经系统疾病、高血压时应绝对禁止饮酒。

32 如果某些场合无法推托，特别是亲朋老友聚会需要喝酒时，应注意哪些？

（1）酒精也是含有热量值的，其热量仅次于脂肪。如果您正在严格控制体重，应把其热量计算在内。1 罐啤酒或 2 两红酒或半两二锅头，都相当于半两主食的热量，所以喝酒时应相应减少主食量。不要喝烈性酒，如高度的白酒或洋酒。

（2）切勿空腹饮酒，特别是在应用胰岛素或磺脲类药物时。一定要先吃食物，再喝酒。空腹喝酒有可能导致注射胰岛素的患者出现低血糖反应。饮酒前应吃一些含糖类的食物，如馒头、面包等。

（3）喝葡萄酒或其他酒时，不能因为喝酒而增加副食量，比如平时吃 100g 肉，喝酒后食欲增加了，一下子吃了 250g 肉。一天中只喝一顿酒，且限量，不能每顿饭都喝酒。

33 常见各种酒的酒精、热量含量以及适宜饮用量是多少？

啤酒的酒精含量平均在 3%～6%，热量平均在 30kcal，一次饮用量在 250ml 左右。黄酒的酒精含量在 15%，热量在 80kcal，一次饮用量宜在 100ml 以内。葡萄酒的酒精含量在 10%～15%，热量为 60～90kcal，一次饮用量宜在 100ml 以内。

34 如何决定每天的进食量？

要想弄明白每天应该吃多少，也就是进食量，要弄懂两个方面的问题：全天的总摄入量和主、副食如何搭配。需要分以下 4 个步骤。

（1）步骤一：按体重和体力活动量确定需要量。

（2）步骤二：根据总热量的限定决定每日的主、副食定量。

（3）步骤三：根据 1800kcal 的主、副食定量进行餐次分配。

（4）步骤四：利用食品交换份法，设计既符合饮食治疗要求又花样翻新的食谱。

35 如何按体重和体力活动量确定需要量？

（1）计算理想体重：理想体重=身高（cm）−105

（2）判断自己的体型：计算体重指数（BMI）。BMI=体重（kg）/身高（m）^{2}

（3）理想体重和体型确定后，计算一天所需要的总热量（表 6-2）：

一天所需要的总热量=理想体重（kg）×每千克理想体重所需要的热量

表 6-2　成人每日热量供给量表（kcal/kg 理想体重）

体型	卧床	轻体力活动	中体力活动	重体力活动
消瘦	20～25	35	40	40～45
正常	15～20	30	35	40
超重或肥胖	15	20～25	30	35

- 轻体力活动包括所有坐着的工作、洗衣、做饭、驾驶汽车、缓慢行走等。
- 中体力活动包括搬运轻东西、持续长距离行走、环卫工作、庭院耕作、油漆工、管道工、电焊工、采油工等；
- 重体力活动包括重工业劳动、室外建筑、搬运、铸造、收割、挖掘、钻井工作等。

36 如何计算自己每天所需的热量？

王××，男性，36 岁，体重 80kg，身高 165cm，中等体力活动强度。他每天需要的总热量是多少？

（1）首先计算他的理想体重：165−105=60kg。

（2）确定他的体型是肥胖型还是消瘦型。计算 BMI=80÷1.65^2=29.4，为肥胖体型。

（3）查表 6-2，按肥胖、中体力活动量，每日热量供给量为 30kcal/kg 理想体重。

（4）每日需要的总热量=60kg×30kcal/kg 理想体重=1800kcal。

37 如何根据总热量的限定决定每日的主、副食定量？

为方便起见，我们已经规定了不同总热量下，每日各种食物的种类和数量，参照表 6-3。

表 6-3 不同总热量下每日主、副食分配简表

热量（kcal）	谷物	蔬菜	水果	豆类	奶类	肉类	油脂
1530	4 两	500g	4 两	半两	250ml	2 两	25g
1620	4.5 两	500g	4 两	半两	250ml	2 两	25g
1710	5 两	500g	4 两	半两	250ml	2 两	25g
1800	5 两	500g	4 两	半两	250ml	2 两半	25g
1935	5.5 两	500g	4 两	半两	250ml	3 两	30g
2025	6 两	500g	4 两	半两	250ml	3 两	30g
2115	6 两	500g	4 两	半两	250ml	3 两	40g
2205	6.5 两	500g	4 两	半两	250ml	3 两	40g
2295	7 两	500g	4 两	半两	250ml	3 两	40g
2430	7.5 两	500g	4 两	半两	250ml	3 两半	40g
2520	8 两	500g	4 两	半两	250ml	3 两半	40g
2610	8 两	500g	4 两	半两	250ml	3 两半	40g
2700	8.5 两	500g	4 两	半两	250ml	4 两	50g

注：以上重量均为可食部重量。半两豆制品相当于 2 两豆腐，400ml 豆浆。1 两=50g

38 如何根据 1800kcal 的主、副食定量进行餐次分配？

主食分配方案为：早餐 50g、午餐 100g、晚餐 100g。

副食可为：早餐牛奶 250ml，鸡蛋 1 个，瘦肉类（如鱼、鸡、瘦猪肉、瘦牛羊肉）100g、豆制品 25g、蔬菜 500g、水果 200g、植物油 2.5 汤匙（表 6-4）。

表 6-4 全天热量 1800kcal 的主、副食品种及参考分配

食物名称	每日数量	餐次分配			
		早	午	晚	加餐
主食	250g	50g	100g	100g	
牛奶或酸奶	250ml	250ml			
鱼、鸡、瘦肉类	100g		50g	50g	

续表

食物名称	每日数量	餐次分配			
		早	午	晚	加餐
鸡蛋	1 个（中等大小）	1 个			
豆制品	25g		25g		
新鲜蔬菜	500g	100g	200g	200g	
新鲜水果	200g				200g
烹调油	25ml	5ml	10ml	10ml	
食盐	5g	1g	2g	2g	

注：提供热量 1800kcal/d。加餐时间：上午 9 时 30 分、下午 3 时和晚睡前的 21 时。

39 什么是食品交换份？

把经常食用的食品，按其所含的主要营养素分成 7 类，分别列于 7 个表中，分别称为表 1（谷物、薯类）、表 2（蔬菜类）、表 3（水果类）、表 4（豆制品类）、表 5（乳类）、表 6（鱼、肉、蛋类）、表 7（油脂、坚果类）。这 7 个表格称为食品交换表。

同一表中的食物所含的营养素种类大致相同，不同表中的食物种类所含营养素不同。食品交换表中含 90kcal 热量的食品重量称为 1 个单位。食品交换表中每一种食品 1 个单位的重量都已经注明（表 6-5）。

表 6-5　一个交换单位的食物重量及营养素含量

食品交换表	1 个单位重量	热量（kcal）	蛋白质（g）	脂肪（g）	糖类（g）
表 1（谷物、薯类）	25g	90	2	/	20
表 2（蔬菜类）	500g	90	4	/	18
表 3（水果类）	200g	90	1	/	21
表 4（豆制品类）	25g	90	9	4	4
表 5（乳类）	160ml	90	5	5	6
表 6（鱼、肉、蛋类）	50g	90	9	6	/
表 7（油脂、坚果类）	（1 汤匙）	90	/	10	/
	16g	90	4	7	2

40 如何利用食品交换份法，让饮食治疗既符合要求又花样翻新？

（1）同一表中的食品 1 个单位所含的营养素大致相同，所以可以按相同单位数相互交换。例如，1 个单位（25g）大米可交换 1 个单位咸面包 35g；50g（1 两）大米可以和 50g（1 两）面粉互换；50g（1 两）瘦肉也可以和 100g（2 两）豆腐互换。

（2）不同类食品当营养素结构相似时，也可以互换。例如，25g（半两）燕麦片可以和 200g（4 两）橘子互换，它们所含热量、糖类基本相近。

（3）不同表中的食品，由于所含的营养素的种类和数量差别较大，不能相互交换。例如，表 1（谷物、薯类）中的 1 个单位大米不能同表 6（鱼、肉、蛋类）中的 1 个单位（50g）猪肉进行交换。

这样，糖尿病患者就可以按照自己的口味设计食谱，还可以利用食品交换份变换出不同花样。只要熟练使用食品交换份，糖尿病患者的饮食安排就比较自由了。在不增加总热量、总脂肪量的前提下，糖尿病患者可以选择多种食品，包括过去不敢吃的水果，如马铃薯、粉丝、胡萝卜、红薯和山药等。

41 什么是手掌法则？

主食：一顿一个拳头。

蛋白质：一天一个手掌心。

瘦肉量：两指并拢量。

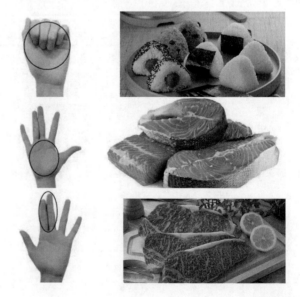

油脂：每天一个指尖。

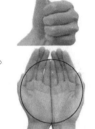

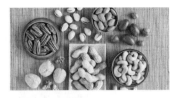

蔬菜：一天 1～2 捧（约 500g）。

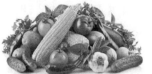

水果：每天一个拳头。

42 糖尿病患者该吃、不该吃的食物有哪些？

（1）糖尿病患者日常进餐原则

1）主食：每天一般控制在 250～300g，并尽量搭配玉米、小米、荞麦等粗粮，少吃大米、白面等细粮。重体力劳动的患者可多吃一点，如每天吃 300～350g；轻体力劳动的人少吃一点，如每天吃 200～250g。病情较重的人则要再减少食用量。

2）副食：没有合并肾病的糖尿病患者要选择含蛋白质多的食物，如大豆，每100g 中含蛋白质 36g，100g 瘦肉中含蛋白质 18g，一个鸡蛋含蛋白质 6g。豆制品中含蛋白质丰富，与动物蛋白如瘦肉、鱼、鸡、鸭、牛奶搭配最好。蛋白质在体内也会转化为葡萄糖，但是很慢，如果在临睡前加食这些含蛋白质的食物，还可以防止药物引起的半夜低血糖。

3）食用油：糖尿病患者适宜吃植物油，如花生油、豆油、芝麻油等，忌吃动物油，如猪油、牛油、羊油等。

另外，对于糖尿病患者来说，甜品基本不能吃，米饭基本不能吃饱，水果基本不能吃多。这样的饮食基本原则到底还能吃什么呢？

（2）糖尿病患者宜吃的食物有玉米、小麦、白菜、韭菜、豆制品等。现简述如下。

1）宜吃五谷杂粮：如莜麦面、荞麦面、燕麦面、玉米面等富含维生素 B、多种微量元素及膳食纤维的主食，长期食用可降低血糖和血脂。

2）宜吃含钙丰富的食物：如虾皮、海带、排骨、芝麻酱、黄豆、牛奶等。因为缺钙会促使糖尿病患者的病情加重。

3）宜吃富含硒的食物：硒与胰岛素调节糖代谢的生理活性类似。鱼、香菇、芝麻、大蒜、芥菜等富含硒，它们能降低血糖、改善糖尿病症状。

4）宜吃富含维生素 B 和维生素 C 的食物：补足这两类维生素，有利于减缓糖尿病并发症的进程，对减轻糖尿病视网膜病变、肾脏病变有利。在鱼肉、奶类、白菜、豆类以及芥菜、甘蓝、青椒、鲜枣等中含量较高。

此外，南瓜、苦瓜、洋葱、黄鳝等对患者多饮、多食、多尿症状有明显的改善作用，有降低血糖、调节血糖浓度的功能，适宜多吃。

（3）糖尿病患者不宜吃的食物

1）不宜吃各种糖类：如蜜饯、水果罐头、汽水、果汁、果酱、冰淇淋、甜饼干、甜面包及糖制糕点等，因为这些食品中含糖量很高，食用易出现高血糖。

2）不宜吃含高胆固醇的食物及动物脂肪：如动物的脑、肝、心、肺、肾、蛋黄、肥肉、黄油、猪牛羊油等，这些食物易使血脂升高，发生动脉粥样硬化。

3）不宜饮酒：酒精能使血糖发生波动，空腹大量饮酒时，可发生严重的低血糖，而且醉酒往往能掩盖低血糖的表现，且不易被发现，非常危险。

43 糖尿病患者怎么吃？

中国营养学会发布了《中国糖尿病膳食指南（2017）》，推出了八大饮食建议：①吃、动平衡，合理用药，控制血糖，达到或维持健康体重。控制腰围，预防腹型肥胖，男性腰围不超过 90cm，女性不超过 85cm。成年人 BMI 应该控制在 $18.5\sim23.9kg/cm^2$；要进行规律运动，以有氧运动为主，每周至少 3 次，每次不少于 20min。②主食定量，粗细搭配，全谷物、杂豆类占 1/3。③多吃蔬菜，水果适量，种类、颜色要多样。每天的蔬菜摄入量 300～500g，深色蔬菜占 1/2 以上，其中绿色叶菜不少于 70g。④常吃鱼、禽类，蛋类和畜肉适量，减少肥肉摄入；每周不超过 4 个鸡蛋，或每两天吃 1 个鸡蛋，不弃蛋黄；限制腌制、烘烤、烟熏等加工肉类制品的摄入。⑤奶类、豆类天天有，合理加餐。保证每天 300g 液态奶或相当量奶制品的摄入，加餐零食可选择少许坚果。⑥清淡饮食，足量饮水，限制饮酒。烹调注意少油少盐，成人每天烹调油用量 25～30g，食盐用量不超过 6g。推荐饮用白开水，成人每天饮用量 1500～1700ml。不推荐糖尿病患者饮酒。⑦定时定量，细嚼慢咽；注意进餐顺序。定时定量进餐，控制进餐速度，早晨 15～20min，中晚餐 30min 左右。改变进餐顺序，先吃蔬菜，再吃肉类，最后吃主食。⑧注重自我管理，定期接受个体化营养指导。注重包括饮食控制、规律锻炼、遵医嘱用药、监测血糖、足部护理及高低血糖预防和处理 6 个方面的自我管理；定期接受营养医师和营养师的个体化专业指导，每年至少 4 次。

44 糖尿病患者一定要少吃主食吗？

"糖尿病患者一定要少吃主食"的说法是错误的。糖尿病患者的热量供应主要来自糖类，即主食类食物。糖类摄入量通常占总热量的 50%～60%。部分患者连续数年把主食控制在每餐仅吃 25～50g，这会造成以下两种后果：一是由于主食摄入不足，总热量无法满足机体代谢的需要，导致体内脂肪、蛋白质过量分解、身体消瘦、营养不良，甚至发生饥饿性酮症。二是控制了主食量，但对油脂、零食、肉蛋类食物不加控制，使每日总热量远远超标，且脂肪摄入过多，如此易并发高脂血症和心血管疾病，使饮食控制失败。糖尿病饮食"金字塔"的基础是面包、面食、大米和谷类食品。主食的选择上应注意，多选择粗制米、面和一定量的杂粮，忌食用蔗糖、葡萄糖、蜜糖及其制品，如各种糖果、甜的糕点及含糖饮料等。谷物、麦片、豆类能吸附肠道内的胆固醇，延缓糖类的吸收，从而减缓血糖升高的速度，有助于降低血糖和血中胆固醇。主食要轮换食用或混合食用，以提高营养价值。

45 不甜的食品糖尿病患者就能随便吃吗？

有些患者错误地认为糖尿病患者就不该吃甜食，需要控制。其实，各种面包和饼干都是粮食做的，与米饭、馒头一样，也会在体内转化成葡萄糖，导致血糖升高。因此，这类食品须计入总热量。部分患者三餐控制得比较理想，但由于饥饿或其他原因养成吃零食（如花生、瓜子、休闲食品）的习惯，其实这种不良习惯破坏了饮食控制。大多数零食均含油脂量或热量较高，不加控制地食用会导致总热量超标。

第 7 章

糖尿病运动疗法

1 运动对健康的益处有哪些?

运动对所有人都有好处,包括糖尿病患者和非糖尿病者。

(1)降低总胆固醇水平。

(2)降低甘油三酯和低密度脂蛋白。

(3)降低轻、中度高血压。

(4)降低关节疼痛和骨关节硬度。

(5)减少血栓形成的风险。

(6)减肥。

(7)减少患结肠癌和其他癌症的风险。

(8)改善心肺功能。

(9)减少患冠状动脉疾病的风险。

(10)减少每日活动的疲惫感,增加舒适感。

(11)改善睡眠。

(12)改善心情,减少应激(压力)。

(13)增加与社会、环境的互动,增强自信。

(14)提高生活质量。

2 运动治疗对糖尿病的作用有哪些?

(1)增加葡萄糖的利用,降低血糖。

(2)改善胰岛素敏感性,从而更好地控制血糖。

(3)减少葡萄糖从肝的产生。

(4)减少外周胰岛素水平。

3 糖尿病的运动类型有哪些？

（1）有氧运动：为大肌肉群的运动，可消耗葡萄糖、动员脂肪、升高 ATP，并使心肺活动增强。

（2）无氧（阻力）运动：为特定肌肉的力量训练，或短时间、高强度的运动，不需要氧。由于氧气不足，使乳酸生成增加，导致气短、肌肉酸痛等症状。

4 糖尿病患者如何选择运动方式？

运动治疗是目前公认的治疗糖尿病的一项基本措施。适度而有规律的运动有利于糖尿病患者病情的控制，并改善患者的全身状态，预防慢性并发症的发生和发展。运动可在机体胰岛素分泌不足或作用减低的情况下，加强对葡萄糖和游离脂肪酸的摄取和利用，提高肌细胞对胰岛素的敏感性，有利于对糖的利用，减轻胰岛 B 细胞的负担，纠正胰岛素相对不足导致的糖代谢紊乱。长期运动还可降低血脂，增加脂肪的消耗，减轻肥胖，改善胰岛素敏感性，降低血糖，提高心肺功能，增强体质，减轻压力，缓解紧张情绪，改善生理和心理状态。在饮食控制和药物治疗的基础上，配合运动治疗，可以减少用药量，提高身体素质，达到长期平衡控制血糖的目的，提高生活质量。应选择中等强度的有氧运动，如快走、慢跑、跳舞、游泳、骑自行车、登山，以及各种球类运动，也可进行家务劳动、做广播操、打太极拳等，活动量较轻的运动。提倡有氧运动，也可根据自身情况选择适合自己的运动方式。

5 糖尿病患者的运动原则有哪些？

运动原则为：循序渐进，量力而行，持之以恒。不宜参加激烈的比赛和剧烈的运动，应进行有一定耐力的、持续缓慢消耗的运动。

6 糖尿病患者可以进行瑜伽运动吗？

通过瑜伽运动可降低激素水平，有助于减少压力；改善胰岛素敏感性，从而降低血糖。

优点：与其他类型的运动相比，不会引起低血糖。

7 糖尿病患者运动的时间与强度如何把握？

餐后 45～60min 开始运动，因为此时血糖较高，运动时不易发生低血糖。不要在空腹时运动！餐后 90min 进行运动对 2 型糖尿病患者的即时降糖作用最强，但这种运动要达到效果就必须持续一段时间。每次运动前要进行 5～10min 的准备活动，运动后至少放松 5min，要感觉周身发热、出汗，但不是大汗淋漓；气喘吁吁，能说话，但不能唱歌。最大心率是指一个人在安全状态下心脏每分钟跳动的最高次数。最大心率的估算公式：最大心率=220－年龄。运动中有效心率（推荐范围为最大心率的 50%～75%）的保持时间必须达到 10～30min（有窦房结功能异常或传导功能异常者例外），简易计算方法：脉率=170－年龄。对于年龄小、病情轻、体力好的患者，可采用前一种较大强度、短时间的运动，而年老、肥胖者采用强度较小、持续时间较长的运动较为合适。每次运动持续时间约 60min：准备活动时间+整理活动时间达到运动强度后，应坚持 30min 左右，在血糖峰值时间前 30min 开始运动，以一定的强度持续 30～40min，可使 2 型糖尿病患者餐后峰值血糖显著降低。强度较低的运动，能量代谢以利用脂肪为主；强度中等的运动，则有明显降低血糖和尿糖的作用。中老年糖尿病患者由于并发症较多，原则上要求年龄>45 岁、病程超过 10 年；有心血管疾病症状与体征的糖尿病患者，应通过运动试验获得适宜的运动心率。根据自身的耐受程度，每周应进行累积 150min 的有氧运动，不能连续两天不运动。老年人应增加灵活性和平衡性训练。

2 型糖尿病指南：推荐每天运动 30～40min，每周 3～5d。

8 各种不同运动习惯的人应采取什么样的锻炼方式？

（1）久坐者：步行（3.2～4km/h）；家庭运动，步行下楼梯，清理花园（融于生活方式中的运动）。

（2）有运动习惯者：步行（4.8～5.6km/h）；低程度的游泳、跳舞、步行上下楼梯。

（3）进行运动锻炼的人：步行（6.4～8.8km/h）；中等强度的游泳，精力充沛地跳舞、打网球、划船。

9 运动方式、频度、持续时间和强度，如何根据个人适应水平调整？

（1）久坐者：应逐步增加运动量，从增加日常体力活动开始，例如：不坐电梯而走楼梯。每天 5～10min 的短时间运动。

（2）肥胖患者：需要每天锻炼，从而达到最好的减重效果。

（3）初始的运动处方和适应水平与个人的客观情况相关（病史、体格检查）。

（4）使用适当的评估工具来测定运动习惯很重要。以行走为例：最初的 4～6 周是建立运动习惯，改进的状态可能维持 4～5 个月，超过这个时间人们逐渐达到他们目标和强度的运动水平，并保持下去。

10 哪些技巧有助于开始运动？

（1）确定一项喜爱的运动。

（2）逐渐开始，可以一次 5～15min。

（3）逐渐增加持续时间和强度。

（4）考虑在小组中或与同伴一起运动。

（5）为了避免厌倦，可以采取多样化运动。

（6）确立一个可以实现的目标。

（7）当目标达到时鼓励大家给予自己奖励。

11 运动治疗的适应证有哪些？

（1）病情控制稳定的 2 型糖尿病患者。

（2）体重超重的 2 型糖尿病患者。

（3）稳定的 1 型糖尿病患者。

（4）稳定期的妊娠糖尿病患者。

（5）没有并发症、血糖控制良好的 1 型糖尿病病情稳定者宜于餐后运动，对 2 型糖尿病患者，尤其肥胖患者最适合。有高血压、冠心病等糖尿病合并症，但病情较轻者，可进行适度的体育活动，并根据病情的轻重、耐力情况及运动后的反应，采用适当的运动方式和运动负荷。

12 运动治疗的禁忌证有哪些？

（1）合并各种急性感染。

（2）有明显酮症或酮症酸中毒。

（3）血糖控制不佳。

（4）1 型糖尿病病情不稳定或伴有严重慢性并发症；伴有心功能不全、心律失常且活动后加重、严重的糖尿病肾病、糖尿病眼底病变、糖尿病足、明显的低血糖或血糖波动较大时，都不适合运动。

13 有慢性合并症患者运动前应注意哪些问题？

有潜在心血管疾病高风险的患者，应先做分级运动试验。具备以下标准之一，即为有潜在心血管疾病高风险患者。

（1）年龄＞35 岁。

（2）2 型糖尿病病程＞10 年。

（3）1 型糖尿病病程＞15 年。

（4）存在冠状动脉疾病的其他任何危险因素。

（5）有微血管病变（增殖性糖尿病视网膜病变或肾病，包括微量白蛋白尿）。

（6）外周血管病变。

（7）自主神经病变。

14 有潜在心血管疾病高风险的患者，需要先做分级运动试验吗？

（1）运动时出现非特异性心电图改变，或安静状态下心电图有非特异性 ST 段和 T 波改变的患者，可进行放射性核素负荷试验等检查。

（2）对已患冠状动脉疾病的患者，应在监护下对其运动时的缺血反应、缺血阈值，以及是否有发生心律失常的倾向等做出评估。

15 慢性合并症者运动前如何进行外周动脉疾病的评估？

（1）评估有无外周动脉疾病（PAD）的症状和体征，如间歇性跛行、足凉、下肢动脉搏动减弱或消失、皮下组织萎缩、汗毛脱落等。

（2）即便足背和胫后动脉存在，也不能排除足前部的缺血性病变。

（3）若体检时发现足前部和足趾存在血流方面的问题，应进行足趾压力检查和踝部加压多普勒检查。

16 增殖性糖尿病视网膜病变患者有运动限制建议吗？

见表 7-1。

表 7-1　增殖性糖尿病视网膜病变患者的运动建议

可进行的运动　√	不鼓励进行的运动　×
冲撞轻，心血管系统调整	大强度运动，剧烈震动等
游泳	举重
散步	慢跑
冲撞轻的有氧运动	冲撞剧烈的有氧运动
蹬车运动	用球拍的运动
耐力运动	用力吹的游戏

17 神经病变患者的运动限制有哪些？

（1）周围神经病变

1）周围神经病变可导致足部保护性感觉丧失。严重周围神经病变时应限制负重运动。

2）反复使感觉迟钝的双足运动，最终会导致足部溃疡和骨折。可通过检查深部腱反射、振动觉和位置觉来对周围神经病变进行评估。

（2）自主神经病变

1）自主神经病变可能限制患者的运动能力，并且在运动中增加心血管不良事件的发生风险。

2）自主神经病变患者在剧烈运动后更容易发生低血压或高血压。

3）不管任何程度的自主神经病变，都不应只是观察心率。

4）这些患者在体温调节方面存在障碍，应建议他们避免在过冷或过热的环境中运动，并注意多饮水。

18 糖尿病足部保护性感觉丧失者有哪些运动限制？

见表 7-2。

表 7-2 糖尿病足部保护性感觉丧失者的运动建议

禁忌的运动 ×	推荐的运动 √
骑脚踏车	游泳
长时间行走	骑自行车
慢跑	划船
爬楼梯	坐式运动
	手臂的锻炼
	其他非负重运动

19 糖尿病足时应选择什么样的运动方式?

糖尿病足患者多数应用胰岛素治疗,如果完全不活动,摄入的能量堆积,可使体重增加。

糖尿病足 0 级

(1)此时运动可与未发生糖尿病足时相同,但应减少运动量。

(2)不要等到出现肢体疼痛或走路困难时再停止运动。

(3)运动前检查鞋中是否有异物,以防出现血疱、水疱、鸡眼等。

糖尿病足 I 级

(1)活动度可比糖尿病足 0 级更轻一些,避免血疱、水疱擦破,防止鸡眼、冻伤损伤。

(2)尽量避免患侧肢体受力。

糖尿病足 II 级

(1)尚可轻度活动,以健侧肢体活动为主。

(2)患侧肢体不要承重吃力,以免造成挤压,使感染灶沿肌腱扩散。

糖尿病足 III 级、IV 级、V 级:患者以坐位或床上运动为主,站立时间不宜过长。

20 运动前的注意事项是什么?

(1)全面体检:血糖、糖化血红蛋白、血压、心电图或运动试验、眼底、尿常规或尿微量白蛋白、足部和关节,以及神经系统等。

(2)确定运动的方式和运动量。

(3)选择合适的运动鞋和袜,要注意鞋的密闭性和透气性。

(4)运动场地要平整、安全,空气新鲜。

21 运动时的注意事项是什么？

（1）先做热身运动 15min。运动过程中注意心率的变化。

（2）运动中要注意饮一些白开水，以补充水分和氧的消耗。

（3）若出现乏力、头晕、心慌、胸闷、憋气、出虚汗，腿痛等不适，应立即停止运动。

（4）运动即将结束时，再做 10min 左右的恢复整理活动。

（5）运动时间和运动强度相对固定。

（6）注射胰岛素的患者，运动前应将胰岛素注射在腹部。

（7）有条件者最好在运动前和运动后各测一次血糖：若血糖＞13.9mmol/L，且出现酮体，应避免运动；若血糖＞16.7mmol/L，但未出现酮体，应谨慎运动；若血糖＜5.6mmol/L，应摄入额外的糖类后，方可运动。

（8）携带血糖仪；随身携带糖果，当血糖较低时及时服下，避免低血糖发生；准备足够的液体饮料以避免脱水。

（9）运动所需的装备包括运动装备和急救装备，运动时最好结伴而行，着舒适的服装和鞋袜，阳光强烈时戴太阳镜。携带糖尿病卡，注明姓名、年龄、住址、联系人电话，详细记录病情及目前使用药物的名称、剂量等，并写明如果出现意外，其他人如何处理。

（10）运动后仔细检查双足，发现红肿、青紫、水疱、血疱、感染时应及时请专业人员处理。

22 运动前吃多少糖类食物？

见表 7-3。

表 7-3　不同运动量应进糖类的量

运动前血糖水平（mmol/L）	4.5～5.5	5.5～10	10～16.6	＞16.6
低强度运动应进糖类的量	10～15g	0	0	0
中强度运动应进糖类的量	20～30g	10～15g	0	不宜运动
稍高强度运动应进糖类的量	50g	20～30g	10～15g	不宜运动

23 运动风险的防范有哪些？

针对 1 型糖尿病，没有计划的运动是有风险的，处于第一位的风险就是低血糖。

（1）在运动中，运动时间延长，应增加糖类摄入。

（2）强化运动时，在运动前、中、后都可能需要增加糖类。

（3）低血糖可能在运动后的 24～36h 出现，运动后应增加测血糖的频率。

（4）运动前后可能需要减少胰岛素用量。

（5）允许睡前吃零食。

24 高血糖症运动风险的防范有哪些？

如果胰岛素不足，可能引起运动后高血糖症。

（1）运动后血糖升高，提示在运动期间胰岛素不足。

（2）应在运动前、中、后严密监测血糖水平，据此调整胰岛素用量。

（3）如果出现酮体，应劝其不要再做运动，因为运动会加剧脂肪分解并产生酮体；还有脱水的风险。

25 2 型糖尿病运动风险防范有哪些？

（1）低血糖风险：仍然存在。有些胰岛素促泌剂使用者或用胰岛素治疗者，还需要在运动前调整用药，以防药物作用时间延长；避免过度运动。

（2）心血管事件：有心脏病病史者，应指导他们在心脏舒适的范围内运动。

（3）考虑其他伴随疾病和糖尿病并发症，如关节炎等。

26 糖尿病患者运动时如何避免发生低血糖？

应在饭后 45～60min 开始运动，此时血糖较高，不易发生低血糖。注意药物作用的最强时段，此时运动量不宜过大。患者尽量避免在运动较剧烈的部位（如大腿）注射胰岛素，可以选择在腹部注射。应避免餐前或空腹运动。如果生活习惯难以改变，应测定血糖水平。空腹血糖＞6.7mmol/L 时，可以空腹适量运动；空腹血糖≤6.7mmol/L 时，最好在运动前进食，进食 10min 后再开始热身活动。如果运动量大而且时间长，应注意在运动前或运动中进行适量的加餐。若运动中患者出现了明显的疲劳感且难以恢复，应立即减小运动强度或停止运动。运动量大或剧烈运动时建议调整饮食及药物剂量，避免发生低血糖。糖尿病患者进行大量或长时间运动是十分不利的，应适量、适时运动。

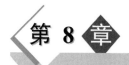

第 8 章　　糖尿病足

1 什么是糖尿病足和糖尿病高危足?

　　世界卫生组织就将糖尿病足定义为：糖尿病患者由于合并神经病变及各种不同程度末梢血管病变而导致下肢感染、溃疡形成和（或）深部组织的破坏。国际糖尿病足工作组将糖尿病足溃疡定义为：糖尿病患者踝以下累及全层皮肤的创面，而与该创面病程无关。

　　糖尿病高危足是指糖尿病患者未出现足部溃疡但存在周围神经病变，无论是否存在足部畸形、周围动脉或足溃疡病史或截肢（趾）史。

2 糖尿病足流行病学有哪些特点?

　　据国际糖尿病联盟公布的资料数据显示，2015 年世界糖尿病患者人数达到了4.15 亿人，预计在 2040 年将增加至 6.42 亿人。截至 2019 年，中国是全球糖尿病患者人数最多的国家。国外有报道，糖尿病患者截肢率是非糖尿病患者的 15 倍。糖尿病足患者合并下肢感染的截肢风险是没有感染者的 154.5 倍，其中 40%～80%的溃疡合并感染，40%～60%非创伤性截肢是由糖尿病所致；在糖尿病相关远端截肢率中，85%的糖尿病足患者下肢截肢是由于足溃疡引起的。据估计，全球每20 秒就有 1 例糖尿病患者截肢。我国 50 岁以上糖尿病患者下肢动脉病变占 19.5%，60 岁以上糖尿病患者下肢动脉病变占 35.4%，糖尿病足患者 1 年内新发溃疡发生率为 31.6%，而老年糖尿病足患者新发溃疡则更是成倍数增长。

3 糖尿病足的危害性有哪些?

　　糖尿病足是糖尿病最严重和治疗费用最高的慢性并发症之一，严重者可能导致截肢。糖尿病患者下肢截肢的相对危险性是非糖尿病患者的 40 倍。约 85%的截肢是由于足溃疡引发的，15%左右的糖尿病患者在其一生中发生足溃疡。国际糖尿病中心指出：通过对糖尿病足溃疡的预防，以及对糖尿病足早期诊断、积极管理，90%以上的截肢是可以预防的。

4 根据病因糖尿病足如何分类？

糖尿病足表现为感染、溃疡和坏疽。溃疡根据病因分为神经性、缺血性和混合性溃疡。

（1）神经性溃疡：此类患者通常有患足麻木、感觉异常、皮肤干燥，但皮温正常，足背动脉搏动良好，病情严重者可发展为神经性关节病（Charcot 关节病）。

（2）缺血性溃疡：此类患者无周围神经病变，以缺血性改变为主，较少见周围神经病变，需根据症状、体征及相关检查诊断。

（3）混合性溃疡（神经-缺血性溃疡）：同时具有周围神经病变和周围血管病变。此类糖尿病足患者居多。患者既有神经性溃疡症状，又有下肢发凉感、间歇性跛行、静息痛等，足背动脉较弱或消失，足部皮温减低，在进行清创换药时创面渗血少。

5 根据坏疽的性质，糖尿病足如何分类？

根据坏疽的性质，糖尿病足分为湿性坏疽、干性坏疽和混合性坏疽。

（1）湿性坏疽：糖尿病湿性坏疽发病人数较多，多数因肢端循环及微循环障碍，常伴有周围神经病变和足部感染，局部常有红、肿、热、痛、功能障碍等，严重者常伴有毒血症或败血症等临床表现（图 8-1）。

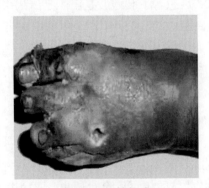

图 8-1 湿性坏疽

（2）干性坏疽：糖尿病干性坏疽发病人数较少，占糖尿病坏疽的 5.0%，多发生在糖尿病患者肢端动脉及小动脉粥样硬化，导致血管腔狭窄或闭塞，局部血供障碍，最终导致缺血组织的干性坏疽（图 8-2）。

（3）混合性坏疽：混合性坏疽较干性坏疽多见，约占糖尿病坏疽的 15.2%。混合性坏疽多发生在同一肢端，肢端局部血供障碍可引起干性坏疽，而其他病变另一部分合并感染（图 8-3）。

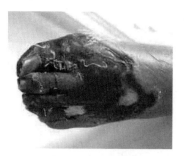

图 8-2 干性坏疽

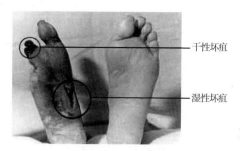

图 8-3 混合性坏疽

6 糖尿病足的危险因素有哪些？

（1）年龄（危险随年龄的增长而增加）。

（2）病程（超过 10 年）。

（3）血糖控制差。

（4）保护性感觉缺失。

（5）引起足底压力升高的足部畸形、胼胝及关节活动度受限。

（6）下肢皮肤干燥皲裂。

（7）既往有过足溃疡或下肢截肢。

（8）肥胖。

（9）吸烟。

（10）患糖尿病视网膜病变、严重肾衰竭，或有肾移植或心血管病病史。

（11）视力差，难以发现足部疾病。

（12）穿不合适的鞋、袜，足的卫生保健差。

（13）个人及社会经济因素（社会经济条件差、老年人或独居、顺从性差、疏忽/缺乏糖尿病足的教育）。

7 哪些检查有助于糖尿病足的诊断？

所有糖尿病患者均应定期每年检查一次足部情况，有足部病变危险者应增加检查频次，至少每3～6个月检查一次（表8-1）。

表8-1 检查糖尿病足部病变的相关检查

检查项目	临床检查	客观试验
皮肤形态和畸形	颜色、干燥、皲裂、出汗、有无感染	望诊、触诊
感觉功能	足趾的畸形	足部X线检查
	趾骨头的突起	足的压力检查
	Charcot畸形	望诊、触诊和足部X线检查
	胼胝	望诊、触诊
	针刺觉	细针
	振动觉	音叉、震动感觉阈值测量
	温度觉	温度阈值测量
	压力觉	尼龙丝触觉检查、足压力测定仪
运动功能	肌萎缩 肌无力	电生理检查
	踝反射	
自主功能	出汗减少、胼胝	定量发汗试验
	足温、足背静脉曲张	皮肤温度测定
血管状态	足背动脉搏动、苍白	非创伤性多普勒检查（ABI）
	足凉 水肿能够	经皮氧分压测定（$TcPO_2$）

8 糖尿病足的诊断标准是什么？

老年糖尿病足常是神经病变、缺血和感染三种因素协同作用的结果。诊断依据如下：有糖尿病病史；具备糖尿病足的特点，既往有溃疡、截肢、持续治疗等病史（包括血管重建）；下肢远端神经异常；不同程度的周围血管病变；足部感染、溃疡和（或）深层组织破坏。感染的诊断应根据炎症的临床表现，而不仅仅依靠培养结果。应在去除胼胝和坏死组织后，根据创面的范围和深度及全身情况评价判断感染的严重程度。糖尿病足的诊断要从病史、体格检查及辅助检查进行综合考虑，并对病情进行全面评估。

9 糖尿病足的诊断流程是什么？

（1）有明确的糖尿病病史，或有高血糖、尿糖阳性、酮体阳性等诊断糖尿病的生化检测指标。

（2）有肢体缺血性表现，如发凉、怕冷、麻木、疼痛、间歇性跛行，皮色苍白或营养障碍性改变、静息痛等。

（3）患肢足胫后动脉、足背动脉搏动减弱或消失，甚至股腘动脉搏动减弱或消失。若累及上肢，可有尺桡动脉搏动减弱或消失。

（4）有足部溃疡或坏疽者常继发感染而呈湿性坏疽。严重者除局部红、肿、热、痛外，还可有发热、淡漠、食欲缺乏等全身症状表现。

（5）足部周围神经病变者，有痛觉、温觉、触觉减退或消失；皮肤及皮下组织萎缩等。

（6）经多普勒超声检查显示肢端血管变细，血管弹性减低，血流量减少及流速减低造成缺血或坏疽。

（7）血管造影证实已出现血管狭窄或阻塞，并有临床表现。

（8）电生理检查结果伴有周围神经传导速度减慢或肌电图体感诱导电位异常改变。

（9）X 线检查显示骨质疏松脱钙，骨质破坏，骨髓炎或关节病变，手足畸形及夏科（Charcot）关节等改变。

10 糖尿病足导致截肢的高危因素有哪些？

下肢血管进行性闭塞性病变、严重外周神经病变、足部皮肤颜色出现急剧变化、局部疼痛加剧并有红肿等炎症表现、新发生的溃疡、原有的浅表溃疡恶化并累及软组织和（或）骨组织、播散性蜂窝织炎、全身感染征象、骨髓炎等都是糖尿病足截肢的高危因素。

11 什么是糖尿病足溃疡？

糖尿病足溃疡（DFU）是导致下肢截肢的最常见损伤（图 8-4）。基层医院的医生在糖尿病足并发症的预防和早期诊断中起到重要作用。糖尿病足的管理中需

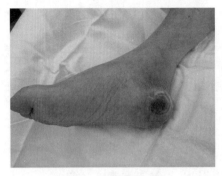

图 8-4　糖尿病足溃疡

要对截肢的主要风险有充分了解，并进行规律检查和评估。溃疡形成的最常见风险包括糖尿病神经病变、结构性足畸形和周围动脉闭塞性疾病。仔细的体格检查，加上针对神经病变的单丝检查（Monofilament test）和针对动脉疾病的非侵入性检查，不仅能发现足溃疡高危患者，还可以对足溃疡患者或其他糖尿病足并发症进行准确分类。对患者进行关于足部清洁、趾甲修剪和正确选择鞋具的教育对于降低足损伤和足溃疡形成风险很重要。坚持采用系统的诊断和分类方法可以改善基层医院医生与糖尿病足专家之间的沟通，确保并发症可以得到适当的治疗，并最终降低与糖尿病有关的下肢截肢率。

12 糖尿病足溃疡导致下肢截肢的危险因素有哪些？

　　糖尿病足溃疡是现代社会最常见的非创伤性下肢截肢的原因。糖尿病患者下肢截肢的风险是正常人的 15～46 倍。此外，足并发症是糖尿病患者入院治疗的最常见原因，美国和英国有 25%的糖尿病患者住院是由于糖尿病足溃疡。大部分导致截肢的糖尿病足并发症始于皮肤溃疡的形成，早期发现和适当治疗可以阻止多达 85%的截肢。基层医院医生在确保糖尿病患者得到早期正确治疗中可起到关键作用。常见的危险因素有周围神经病变、结构性足畸形、溃疡、感染和周围神经病变（表 8-2）。

　　识别风险因素、预防性足部护理和规律的足部检查对于预防糖尿病足溃疡的发生必不可少。当溃疡发生后，应采用系统的诊断和分类方法，尽早采取适当的治疗，以降低截肢率，减少糖尿病相关截肢带来的巨大的个人和社会负担。

表 8-2　糖尿病溃疡导致下肢截肢的危险因素

周围神经病变导致保护性感觉缺失
足畸形和胼胝形成导致局部高压
自主神经病变导致出汗减少、皮肤发干和皲裂
关节活动受限
肥胖
视力受损
血糖控制不良导致伤口愈合受阻
鞋不合适导致皮肤破损，或保护不佳导致足部皮肤易受局部高压和剪切力损伤
足溃疡或下肢截肢病史

13 糖尿病足常见的早期筛查有哪些？

（1）感觉评估：判断是否有周围神经病变造成的感觉缺失，包括 10g 尼龙丝检查、128Hz 的音叉检查震动觉、针检查两点辨别感觉、棉花絮检查轻触觉、足跟反射。

（2）周围血管评估：包括触诊足背动脉和胫后动脉搏动、多普勒超声检查踝动脉与肱动脉的比值（ABI），当 ABI≤0.9 时，提示有明显的缺血；当 ABI＞1.3 时，也属于异常，提示动脉有钙化或血管壁硬化。

14 周围动脉闭塞性疾病与糖尿病足溃疡的关系是什么？

糖尿病患者中周围动脉闭塞性疾病的发生率是健康人群的 4 倍以上，病变主要涉及胫动脉和腓动脉。吸烟、高血压和高血脂常会增加糖尿病患者周围动脉闭塞性疾病的发生率。

一系列临床症状与非侵入性血管检查的异常结果相结合可以确定下肢缺血的存在。临床表现和症状包括跛行、静息状态下或夜间足弓或前足疼痛、腘动脉或胫后动脉搏动消失、皮肤变薄或发亮、小腿和足部毛发缺失、趾甲变厚、双足抬高后变得苍白等。

非侵入性血管检查包括经皮血气分析（TCOM）、周围血管评估 ABI 和足趾收缩压（TSP）。使用手持式 Doppler 设备即可在办公室进行 ABI 检查。但这些检查的敏感性和特异性存在一些争议。一些被公认的检查方法及结果见表 8-3。

表 8-3　非侵入性血管检查

检查方法	异常结果
TCOM	<40mmHg
ABI	<0.8 异常
	<0.45 很严重，有截肢风险
TSP	<45mmHg

有些学者认为非侵入性血管检查会低估动脉功能不全的严重性。如果强烈怀疑存在下肢缺血，应该采用动脉造影或其他影像学手段确认或排除缺血问题。溃疡的愈合需要有足够的组织灌注。因此，当溃疡无法愈合时应该考虑是否存在动脉功能不全。当糖尿病患者存在下肢缺血的表现和症状，且非侵入性血管检查或

影像学检查提示有周围动脉闭塞时，应请血管外科会诊，必要时行血管再通术。

对伴发的高血压或高血脂患者进行适当的控制有助于降低周围动脉闭塞性疾病的发生风险，而戒烟对于阻止闭塞性疾病的发展是必要的。

15 感觉和自主神经病变如何影响糖尿病足溃疡的形成？

远端对称性多发神经病变可能是糖尿病患者下肢最常见的并发症，在病程较长的患者中有58%的患者会发生。神经病变是大部分糖尿病足溃疡病因的主要组成部分，在82%的糖尿病患者足部伤口病例中都存在。

神经病变可以使足出现一些异常感觉，如麻木、刺痛或疼痛，尤其是夜间疼痛。导致保护性感觉缺失，加上足畸形的处理不当（如穿不合适的鞋），使患者足部承受过度的和重复性的压力或损伤，最终形成溃疡，有感染和截肢的风险。

糖尿病足相关自主神经病变有一些常见表现：真皮结构的去神经化导致出汗减少、皮肤变干和出现皲裂，增加了皮肤感染的风险。在血管正常的患者中，上述自主神经病变会导致血流增加，被认为是 Charcot 关节和严重足畸形发生的主要病因之一。

16 糖尿病足常规检查和确认周围感觉神经病变的主要方法是什么？

尼龙单丝检查简单易行，是糖尿病足常规检查和确认周围感觉神经病变的主要方法。将检查用尼龙单丝与患者足底不同部位接触，施加适当的压力使其弯曲，如果患者无法感受到尼龙单丝的接触即可以判断患者感觉异常。如患者对于 10 个检查部位中的 4 个均无法感知，对于判断感觉障碍的敏感度可达97%，特异度可达83%。尼龙单丝价格低廉，可作为伤口管理者的必备工具。

17 结构性足畸形和关节活动受限对糖尿病足溃疡的相关性是什么？

糖尿病足畸形很常见，会导致局部高压。当局部异常高压与感觉障碍同时存在时，很容易发生足溃疡。大部分糖尿病足溃疡发生在骨突部位，尤其是拇囊炎、胼胝或锤状趾的发生会形成异常骨突。足畸形为何在糖尿病患者中常见，其可能的原因是糖尿病患者内在肌肉系统的营养不良和肌萎缩，而这些肌肉对于稳定足部结构很重要。僵硬畸形或距骨下关节或跖趾关节活动受限与糖尿病足溃疡的发生也有关联。其他与感觉缺失的糖尿病足发生皮肤溃疡相关的机制包括穿刺伤（异物）和热烫伤（热水浴）。

18 溃疡和截肢病史为何能增加糖尿病足溃疡的发生风险？

有溃疡史或截肢史的患者发生糖尿病足溃疡的风险较高。由溃疡、关节畸形或截肢导致的足部微环境和肌肉骨骼系统改变会造成足底压力的异常分布，进而促使新溃疡的发生。

19 如何预防足溃疡的发生？

患者对双足的日常检查是足部正确护理的基石，如果患者视力不佳或行动不便需要看护人员的协助。每天用香皂和水清洁双足，仔细擦干水分（尤其是趾间），最后涂抹润肤霜。这可以帮助维持足部皮肤健康，防止足部皮肤破溃和损伤。

医生应检查患者的鞋，查看鞋是否合脚、是否对足部提供有效保护。虽然很多人穿着普通的运动鞋和厚袜子完全可以应付，但对于足部畸形或需要特殊支撑（如矫形鞋垫等）的患者来说，应在医生指导下穿专门的糖尿病足鞋。

微小的足部损伤和感染，例如切割伤、擦伤、水疱和足癣等，会由于患者在家中自行处理不当而加剧病情。因此患者应避免用热水泡脚，避免使用电热垫和刺激性物质，如过氧化氢和碘等。对小伤口进行及时清洁、使用局部抗生素和先进敷料维持湿性愈合环境可以防止溃疡的发生。此外，足部任何不能很快愈合的小伤口都应该予以重视，尽早到医院寻求必要的专业帮助。

通过不断的强化建议和随访中定期检查患者双足，医生可以帮助患者养成良好的足部护理习惯。

20 溃疡已经形成时应该如何应对？

尽管采用了良好的预防措施，很多糖尿病患者还是有发生足溃疡的可能。足部伤口是感染菌的主要入口。溃疡常被胼胝或纤维组织覆盖，因此清理过度角化组织对于伤口的综合评估很重要。由于溃疡常发生在有周围神经病变的患者，因此典型的溃疡不会引起疼痛。即便在有严重感染存在时，很多患者鲜有主观不适的主诉，反而常对鞋袜沾污很担心，甚至超过对伤口的担忧。

彻底清创是对足溃疡评估的第一步。清创应该去除所有的坏死组织和周围的胼胝，直至露出新鲜出血的边缘。外科清创和器械清创是最有效的清创方法。

清创后，应用无菌钝头器具对溃疡伤口进行探查，检查深部组织的受累情况，如肌腱、关节囊或骨等。探查骨是确认骨髓炎的简单和特异性方法，但敏感性较低。拍摄 X 线片可以帮助发现软组织气体和异物，并评估溃疡对骨组织的侵犯（图 8-5）。鉴别局部软组织感染和骨髓炎可能较为困难。三期骨扫描和放射标记白细胞扫描较昂贵，但可以有效帮助确诊。在对伤口进行分类和制订治疗计划前，必须确定深部组织的受累情况、缺血存在与否及感染情况等。

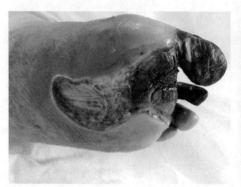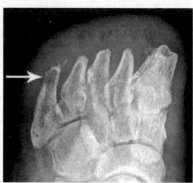

图 8-5　足溃疡及 X 线检查

21 常见糖尿病足溃疡如何分类？

糖尿病足溃疡的分类系统有多种，常用的有 Wagner 分类系统和得州大学分类系统。Wagner 分类系统评估溃疡深度和是否存在骨髓炎或坏疽而分级；得州大学分类系统根据溃疡的深度进行分级，再根据是否存在感染和缺血进行分期。

22 什么是糖尿病足溃疡的 Wagner 分类？

Wagner 分类系统评估溃疡深度和是否存在骨髓炎或坏疽，分级如下。

（1）0 级：有发生足溃疡的危险因素，目前无溃疡。皮肤完整，常表现为肢端供血不足，双足麻、凉、痛及皮肤苍白、感觉迟钝或丧失，兼有足趾畸形等高危足表现。

（2）1 级：浅表皮肤或皮下组织溃疡。

（3）2 级：溃疡累及肌腱、骨骼或关节囊。

（4）3 级：深度溃疡，存在骨髓炎或脓肿。

（5）4 级：部分足坏疽。

（6）5 级：全足坏疽。

23 什么是糖尿病足溃疡的得州大学分类系统？

得州大学系统根据溃疡的深度进行分级，然后根据是否存在感染和缺血来进行分期（stages）。

（1）0 级：溃疡病史，溃疡部位已经愈合。

（2）1 级：浅表伤口，但未涉及肌腱、骨骼或关节囊。

（3）2 级：溃疡侵犯肌腱或关节囊。

（4）3 级：溃疡侵犯骨骼或关节。

每一分级又可以被分为 4 期：

（1）A 期：干净伤口，无感染、无缺血。

（2）B 期：伤口感染，无缺血。

（3）C 期：伤口缺血，无感染。

（4）D 期：伤口感染、缺血。

24 糖尿病足按照预后是如何分类的？

由德国蒂宾根大学 Beckert 等提出，通过对 1000 例患者评估随访了 365d 或直到痊愈或截肢，证明该系统能较准确地预测糖尿病足溃疡患者的预后，糖尿病足溃疡严重程度评分（diabetic ulcer severity score DUSS）系统对 4 项临床指标进行评分。

（1）是否可触及足动脉搏动（有为 0 分，无为 1 分）。

（2）溃疡是否累及骨（否为 0 分，是为 1 分）。

（3）溃疡位置（足趾为 0 分，其他部位为 1 分）。

（4）是否多发溃疡（否为 0 分，是为 1 分）。

最高评分为 4 分，得分为 0 的溃疡愈合率显著增高，而得分高的溃疡愈合率较低，同时截肢率增加；得分相同的不同亚组患者，溃疡愈合率存在显著性差异。进一步分析显示，得分每增加 1 分，愈合率降低 35%；同样，得分越高，初始溃疡面积越大，溃疡病史越长。

25 两种糖尿病足溃疡分类系统有哪些不同？

足部溃疡在糖尿病患者中的发生率为 10%～15%。溃疡是预测截肢可能性的常用预测因子，2/3 的截肢病例都有溃疡的存在。是否存在感染和（或）缺血、减压措施的效果、血糖控制的好坏都会影响溃疡的愈合效果。溃疡的深度也是影响糖尿病足溃疡预后的重要影响因素。系统地记录这些影响因素对于制订治疗策略、监控治疗效果、预测临床结果、改善院内沟通至关重要。

目前临床使用多种伤口分类系统，力求包含所有伤口特征。一个好的分类系统不但简单易用，而且可以提供统一的伤口描述，对于制订治疗策略和预测临床预后都有很大帮助。目前临床常用的糖尿病足溃疡分类系统有两个，一个是 Wagner 分级，另一个是 UT 分级和分期，两者都可以达到上述目的。

Wagner 分级系统分为 0～5 级，主要评估伤口深度、骨髓炎或坏疽的发生等。UT 系统评估溃疡深度、感染、缺血症状，根据伤口深度可分为 0～3 级，每一级根据感染和缺血症状又分为 4 期（A～D 期），如此形成矩阵式分类。哪种分类对于临床预后的预测效果更好呢？有文献报道，Wagner 系统与 UT 系统的分级对于愈合时间的预测效果无显著性差异，但 UT 系统的分期与愈合时间呈正相关，对于预测愈合时间较好，UT 系统兼顾分级与分期，能更好地预测临床预后。

26 如何应用糖尿病足溃疡治疗的 TIME 原则？

在临床实践中应用 TIME 原则进行伤口床准备，可以解决各种病理生理异常问题。

（1）组织管理

1）彻底清创（外科、生物或自溶性清创等）。

2）清除坏死组织、腐肉和老茧。

3）暴露底层正常组织，减压，刺激生长。

4）如有必要可以重复以上步骤。

（2）感染控制

1）分度：将感染分为轻、中或重度。

2）根据病程长短、之前的抗感染治疗，选择合适的抗生素。

3）对于严重感染，尽早启动广谱抗生素治疗，直至微生物培养结果出来。

4）在没有感染症状时不可预防性使用抗生素。

5）当临床迹象表明感染伤口的生物负担加重（生长停滞、肉芽颜色变化或渗出增加）时可局部应用抗菌剂。

（3）渗液管理

1）仔细评估伤口。

2）根据伤口情况选择敷料以达到最佳渗液管理。

3）应用敷料创造湿性愈合环境。

4）定期评估伤口，糖尿病足溃疡伤口变化快，尤其是感染后没有妥善处理时。

（4）上皮化

1）随时观察伤口正常愈合征兆。

2）上皮生长受阻时对患者和伤口进行重新评估，及时采取纠正措施。

27 如何分阶段预防糖尿病足溃疡截肢？

（1）第一阶段：早期及时准确地诊断糖尿病，以防止发生糖尿病足溃疡。

1）多学科合作，执行糖尿病足溃疡预防保健计划。

2）定期足部检查。

3）健康教育。

（2）第二阶段：及时处置已经发生的糖尿病足溃疡，以便得到有效治疗，同时预防感染的发生。

1）查找糖尿病足溃疡发生的原因。

2）制订并实施糖尿病足系统防治计划。

①如有感染迹象启动抗感染治疗，可以考虑局部抗感染治疗。

②充分减压，选择合适器械、鞋，尽量使患者在使用敷料治疗的情况下穿着舒适。

③优化血糖调整。

④如怀疑有下肢缺血，请血管外科会诊。

⑤健康教育：自我管理，及时发现现存及潜在的问题。

（3）第三阶段：发生血管疾病时，及时防止发生缺血性并发症。

1）条件允许时，请血管外科医师进行血管重建，恢复血供。

2）对于周围神经病变患者，针对心血管风险采取最佳治疗。

3）优化血糖控制。

（4）第四阶段：溃疡已感染，及时防止发生危及生命或增加截肢风险的并发症。

1）轻度感染：全身应用抗生素，局部辅助抗感染。

2）中到重度感染：根据培养结果与药敏试验选择性应用抗生素。

3）充分减压，优化血糖管理。

4）对生长缓慢或停滞的伤口，考虑进行生物膜治疗。

（5）第五阶段：当截肢无法避免时，应积极做好以下应对处置。

1）管理外科截肢伤口，促进伤口愈合。

2）严格执行糖尿病足的防治计划及措施，降低健侧肢体发生糖尿病足溃疡的风险。

28 糖尿病足溃疡减压的作用是什么？

足底压力是行走过程中足和支撑面之间形成的压力，有效的糖尿病足溃疡减压（即降低伤口部位压力），对于糖尿病足溃疡治疗至关重要。减压不彻底可能导致进一步损伤、感染和截肢。伤口愈合过程中伤口和足的保护非常重要。作为伤口治疗多学科团队的一员，物理治疗师通过对 DFU 患者的评估，可以制订有效的减压策略而不影响患者行走。通过步态辅助和步态调整来降低峰值足底压力，以达到足溃疡减压的目的。

29 常用的糖尿病足溃疡减压的方法有哪些？

有研究发现，有糖尿病和周围神经病变的患者极易因为局部压力过高和皮肤感觉丧失在趾骨头部位产生足底溃疡。这些患者经常会因为小的损伤而发生皮肤溃疡，进而演变为难以愈合伤口，72%的人最终被截肢。绝大多数截肢患者最初都是由小的损伤开始的，常见的原因包括不合适的鞋造成足底局部压力增高等，如果早期发现均可以预防。国外研究人员通过在鞋内置入鞋垫压力感受器监测足底压力来研究皮肤溃疡风险，发现足底压力升高是足并发症发生的显著危险因素。

降低高危人群的足底压力可以防止截肢的发生。在糖尿病足溃疡治疗中，人们使用不同方法来管理足底压力，常用的办法是使用专门的鞋具（减压鞋），以达到足底压力再分配和增加受力面积的目的，防止局部压力过高。

全接触石膏和可拆卸助行器在溃疡部位和足底减压方面非常有效，尤其是全接触石膏被认为是糖尿病足溃疡减压的标准。但由于价格昂贵和不易获得，日常诊疗中并不常用。

30 步态对足底压力的作用是什么？

对糖尿病患者的步态进行评估可以评价患者摔跌的风险、异常承重和步态的异常变化，也可以决定行走中足底压力的变化。对行走节奏对足底压力的研究发现，随着行走节奏的加快，足底和支撑面接触平均时长减少，但足底平均压力增加。那么使用器械支持时足底压力的下降是因为器械本身还是由于使用器械导致行走节奏下降所致呢？由于患者使用全接触石膏和其他治疗鞋都会导致行走节奏下降，故很难确定足底压力的下降仅仅是因为鞋本身的问题。但鼓励患者减慢行走速度可以降低足底压力和减少微小损伤的风险。

在对拖步步态研究时发现，第 1 和第 2 趾骨头及蹁趾处的足底压力分别下降57.8%和63.2%。但依然无法确定压力的变化是因为推力减少还是行走速度下降所致。但是拖步步态导致的摩擦和剪切力引起皮肤损伤的风险应该是临床工作中考虑的因素。

还有研究评价了单步步态和拖行步态对于足底压力的影响，发现糖尿病患者使用拐杖时的拖行步态可以降低前足足底压力达 84%，但足跟的足底压力却增加了 39%。

31 步态支持对足底压力的作用是什么？

为了研究助行器械对足底压力的作用，研究人员对 10 名健康受试者使用不同器械，包括有轮助行器、手杖、拐杖和前臂拐杖时的减压效果进行了对比研究，物理治疗师对受试者进行了培训，使受试人员可以正确使用辅助器械。研究者发现，腋下拐杖可以持续有效地减少 50%的负重、前臂拐杖可以减压 56%、有轮助行器减压 36%、手杖减压 24%。说明不同器械获得的减压效果不同。

近些年来逐渐流行的北欧健走是一种低风险、高实用的有氧锻炼，这种运动使用户外手杖进行快速行走锻炼。研究发现有经验的人员可以有效降低足底压力，即便在不使用手杖的情况下足底压力也不会升高，这得益于健走锻炼对步态的调整。因此，这种锻炼适合糖尿病患者。

临床意义：在制订糖尿病足患者减压策略时，通过物理治疗师对患者步态进行评估，并教授患者调整步态和使用合适的辅助器械及治疗鞋，对患者溃疡愈合和预防溃疡复发有重要意义。

32 什么是糖尿病足腐肉？

腐肉是覆盖在伤口表面的潮湿的失活组织，根据含水量的不同，其颜色可呈现出乳白色、黄色或棕褐色，可以紧密或疏松地附着于伤口床，表现为黏液状、胶状、黏稠丝状或纤维蛋白状，常包含纤维蛋白、蛋白物质、白细胞、细菌、浆液渗出等。糖尿病足伤口常有腐肉的存在，紧密或疏松附着。在伤口床存在的时间越久，腐肉越厚，越难以去除。腐肉有多种危害，例如会延迟伤口愈合和肉芽组织生长、妨碍检查伤口的深度和范围、是病原微生物的储存库、是异味的来源。医务人员必须重视腐肉的存在，并积极寻求方法将其取出，以利于伤口愈合。糖尿病患者一生中发生足溃疡的风险高达25%，而这些伤口需要专业的治疗。清洁和清创是多种伤口管理中的重要环节，尤其是糖尿病足。实施前须对患者和伤口进行全面评估，以选择最适合的方法。

33 目前对糖尿病足腐肉处理的主要观点有哪些？

（1）腐肉在糖尿病足中发挥着各种有害的作用，必须及时将其清除。
（2）伤口冲洗、清创垫或敷料等可用于对糖尿病足腐肉的清除。
（3）可以通过一次或序列清洁与清创，为伤口的愈合创造最佳条件。

34 糖尿病足感染了怎么办？

糖尿病足感染通常由皮肤溃疡开始，大部分感染是表浅的，但25%会继续向深部扩散，到达皮下组织和（或）骨骼，发生骨髓炎。60%的截肢前有足溃疡感染，感染可能是截肢最大的风险因素。因为所有的皮肤伤口都含有微生物，感染必须得到临床确诊，即存在全身症状（发热、寒战、白细胞增多）、脓液分泌；2个以上局部炎症表象（红、肿、热、痛、硬结）。在慢性感染伤口中，提示感染存在的其他表现包括延迟愈合、颜色异常、皮肤脆弱、恶臭气味等。

出现以下情况时需要紧急处理：足部持续的红肿，引起患者不适和疼痛，常表明有进展的脓肿，需要紧急手术；蜂窝织炎，皮肤颜色发生变化，皮下捻发音；足部发紫、疼痛、脉搏微弱或触及不到，即便没有发生坏疽也表明严重缺血，需要进行动脉检查和外科手术介入。

主要治疗措施如下。

（1）外科清创：脓肿切开引流，去除死腔和所有坏死组织和感染组织，包括骨髓炎导致的失活和感染。

（2）根除感染：最好根据培养结果选择抗生素。如果进行经验性治疗，至少应该判断是需氧还是厌氧菌感染。根据病史和临床判断，可选择更广谱的抗生素。

（3）辅助治疗的有效性存在争议，例如高压氧、中草药浸泡等。

（4）降低负重压力：卧床，抬高患肢；穿糖尿病足鞋。

35 糖尿病足感染中的骨髓炎如何治疗？

糖尿病足反复感染造成骨髓炎，治疗是最困难的，因伤口反复感染延缓了抗生素治疗时间，阻碍伤口愈合。糖尿病足溃疡伤口面积越大（＞2cm²）和越深（＞3mm）骨髓炎发生的可能性越大。一旦有骨髓炎发生的迹象，需要积极进行外科干预，防止截肢的可能。

一般来说，糖尿病足感染轻至中度感染，用抗生素治疗 1 至 2 周，严重感染则需要至少 2 至 4 周，更长的疗程仍不能愈合，或血液循环不佳、伤口较深、大或坏死组织较多，有骨髓炎发生时要充分的清创、切除感染部位或截肢能缩短抗生素治疗所需疗程。当感染迹象和症状消除，即使伤口还没有完全愈合，抗生素治疗通常也应该停止。

36 腐肉与感染的关系是什么？

腐肉在伤口床的生成、表现和再生一般被认为与细菌活性有关。腐肉的成分决定了它是病原微生物的良好培养基，导致其成为感染的主要来源，不断威胁着患者的肢体；其异味同时也困扰着患者。

腐肉可呈现多种颜色，一般情况下，白色表明细菌负荷低，黄色或绿色表明细菌负荷较高。腐肉也可以表现为棕褐色，显示有血红蛋白的存在。临床中要特别注意将腐肉与正常解剖组织区分开，避免将两者混淆。例如肌腱和韧带，这些组织在伤口床也呈现黄色，很容易与腐肉混淆。

腐肉的不断重现可能与生物膜有关。如果腐肉被成功清除后快速重现，表明可能存在生物膜。

37 如何有效管理腐肉？

腐肉决定了糖尿病足的治愈效果，在糖尿病足治疗中，必须将其清除。

（1）锐器清创：尽管外科或锐器清创能快速清除伤口坏死组织，但其在临床中并非总是最适合的清除方法，这些方法只能由受过专业培训的医师完成（如专科足病医师、足外科医师）。

除锐器清创外，还有多种技术可供选择，例如伤口冲洗（清洗液）或清创垫，或使用敷料（如水凝胶片、蜂蜜或卡地姆碘）。

（2）伤口清洗：少量疏松附着的腐肉可以通过清洗而简单去除，可以使用无菌灭菌用水、生理盐水冲洗。使用不同清洗液的合理性和优劣仍然存有争论，临床医务人员应对感染的风险和不同产品的效价比进行评估。

次氯酸钠和过氧化氢可用于去除伤口碎屑，但目前被认为其对伤口愈合有负面效应，尤其不推荐用于新生脆弱组织。市场上还有专门的伤口清洗液，分为液体和凝胶两种剂型，主要成分是 PHMB（抗菌剂）和甜菜碱（表面活性剂）。这种产品可以用于感染风险较高的伤口，可去除碎屑和污染物，降低生物负荷，破坏生物膜。

（3）机械清创：指使用机械力清除伤口失活组织和碎屑。常用方法包括"湿到干"敷料、高压冲洗、超声及局部负压。尽管容易开展，作用迅速，但传统的机械清创能损害健康的肉芽组织。其他清创产品包括一次性清创敷料，含单丝聚酯纤维，可以简单安全地去除组织碎屑和失活组织而不损害健康组织。

（4）蛆虫清创：是指使用医疗级的无菌蝇蛆去除伤口坏死组织或腐肉。这是一种古老的方法，历史上被军医和古人使用。治疗用的蛆虫在实验室里培养，并消毒以确保人体使用安全。在蛆虫的分泌物中已经发现 3 种蛋白分解酶，可以有效降解细胞外基质，但仍需要更多研究来确立其在临床常规使用中的地位。

38 硝酸银在伤口中的作用有哪些？

常用的硝酸银敷抹器是硬木棒，其头端含有 75%硝酸银和 25%硝酸钾。头端浸湿后会激发化学反应，从而烧灼有机物质（皮肤）、凝固组织和破坏细菌。

伤口治疗中常局部使用硝酸银来帮助清除和消减过度增生的肉芽组织或伤口/溃疡的成茧的卷边。硝酸银也可以有效烧灼伤口出血点以止血。硝酸银是一种高度腐蚀性物质，使用时必须非常小心，避免损害健康组织。

39 硝酸银使用方法及步骤有哪些？

（1）洗手，戴手套。

（2）移除伤口敷料。

（3）脱手套，洗手，换新手套。

（4）用无菌生理盐水冲洗伤口。

（5）脱手套，洗手，换新手套。

（6）用凡士林作为屏障，包围治疗区域。

（7）用湿润的纱布覆盖伤口基底组织以防止溢出。切勿将硝酸银滴在任何伤口或其周围皮肤表面。

（8）轻蘸蒸馏水或用去离子水浸湿硝酸银棒的头端。

（9）接触需治疗的组织，摩擦和旋转头端。2min 的接触时间一般足够。谨记腐蚀效果和程度与施加的硝酸银的量成正比，而量又由头端与组织接触的时间长短决定。不要接触身体其他部位、衣物或家具陈设。根据（清创）治疗区域的大小，可能需要多个敷抹器。

（10）密切监视患者对治疗的反应，包括疼痛和不适。如果患者报告有疼痛，停止治疗。

（11）治疗后用湿纱布轻轻清洁治疗区域。轻轻拍打直至干，避免损伤周围组织。不要摩擦被治疗区域。

（12）脱手套，换新手套。

（13）继续进行其他治疗项目。

40 使用硝酸银的治疗频率和周期是什么？

根据伤口需要，治疗频率不同。如果用硝酸银治疗肉芽组织过度增生，每日 1 次，连续治疗 5d，或直到过度增生被解决；在伤口卷边病例中，每日 1 次或每周 3 次，直至问题解决。

41 使用硝酸银时应做好哪些预防措施？

硝酸银是治疗伤口的有效工具，但与其他治疗方法一样有其局限性，应用时须小心才能获得最佳治疗效果。

（1）硝酸银对皮肤和衣物有高度腐蚀性，应用时需要采取必要的保护措施。

（2）过多的硝酸银可以用0.9%或更高浓度的生理盐水中和，然后用水冲洗。

（3）硝酸银具有腐蚀性，仅可用于需要治疗的组织。小心使用适合的屏障物将其限制于希望的治疗范围，例如使用凡士林。

（4）硝酸银能直接减弱成纤维细胞的增殖，因此不建议长期或多量使用。

（5）一些患者主诉在接受硝酸银治疗时有疼痛或烧灼感。在治疗前可以考虑使用局部麻醉剂，以减轻不适。

42 在腐肉管理中如何选择敷料？

自溶性清创是一种自然过程，通过人体自身的酶来软化和液化失活组织，是人体去除腐肉的关键过程。敷料的使用是辅助自溶性清创的常用且简单的方法，很多敷料可以满足这一目的。

（1）水凝胶：片状水凝胶可以有效促进伤口的自溶性清创，但使用时须谨慎以避免发生浸渍，这类产品会增加伤口周围的渗液。但各家公司产品的含水量和渗液吸收能力不同，使用时个人经验比较重要。市场上还有大量无定形水凝胶，例如Intrasite Gel、Hydrosorb Gel、Purilon Gel、Askina Gel、Cutimed Gel、NU-Gel、GranuGEL等，对于渗出少且干燥的伤口有非常好的效果。

（2）水胶体：表浅、渗出少的腐肉伤口，可使用水胶体敷料，可有效促进伤口的自溶性清创。

（3）藻酸盐：渗出较多的腐肉伤口可以用藻酸盐敷料，例如 Sorbsan、Sorbalgon、Kaltostat，藻酸盐敷料吸收渗液后变为凝胶状，可以有效保持湿性环境，促进自溶性清创。此外，也可以用其他成胶的多聚糖类敷料，如Aquacel。

为了创造最佳的伤口愈合环境，必须清创去除失活组织。使用哪种方法取决于医务人员接受的培训和实际经验，但应该基于伤口的类型和患者的需要。无论选择哪种方法，均不应忽视腐肉，腐肉的存在表明伤口床处于不健康的状态。通过单次或多次序贯性清洗和清创，将慢性伤口转变为健康的急性状态可以为愈合创造最佳机会。

43 水胶体敷料用于糖尿病足溃疡治疗的优势有哪些？

水胶体敷料最初的开发是作为造口法兰的一部分，因为其保护造口周围皮肤的成功，逐渐被引入到伤口护理的其他领域。水胶体敷料是由成胶聚合物（如明胶、果胶、纤维素）和防水背衬构成薄片敷料。敷料吸收渗液后形成凝胶，创造出湿性愈合环境。

优势：水胶体敷料具有封闭性，可以吸收和锁定渗液，创造湿性愈合环境，有利于伤口愈合。同时，其可以加强自溶性清创，去除影响伤口愈合的坏死组织。湿性环境可促进上皮化，减少炎症反应和瘢痕形成。水胶体敷料还可以有效保留渗液中的生长因子，促进肉芽组织生长和上皮化。

尽管水胶体敷料不可以用于感染性伤口，但其可以防止伤口感染，形成保护屏障，有效防止外界细菌进入溃疡伤口。此外，使用敷料后形成的低 pH 环境，可以降低生物负荷甚至清除某些细菌（例如铜绿假单胞菌）。

水胶体敷料具有自黏性，使用方便，是糖尿病足溃疡治疗中最常用的敷料之一，根据渗液量的多少，可以在伤口上连续使用 7d。敷料更换频率下降减少了对伤口愈合的干扰，提高了患者的依从性，同时也降低了成本。

44 水胶体敷料用于糖尿病足溃疡治疗的不足有哪些？

使用水胶体敷料治疗糖尿病足溃疡仍然存有争议。专家怀疑很多伤口可以增加感染的风险，因为密闭的环境同时也保留了细菌和脓性渗出，创造低氧环境，且无法对伤口进行经常性的检查。鉴于这些担忧，水胶体敷料禁止用于已发生感染的伤口。

使用水胶体敷料治疗糖尿病足溃疡时要谨慎，在开始治疗前须先进行细菌培养，同时对患有糖尿病的患者要适当增加更换频率。

另外，由于其极佳的密闭性，水胶体敷料可能导致伤口床湿度过大，因而可能造成敷料分离和伤口周围皮肤浸渍。专家建议仅在低至中度渗出的伤口使用水胶体敷料。

此外，水胶体敷料造成的低氧环境可能延迟和阻碍伤口愈合，并增加感染风险。低氧环境中白细胞可以吞噬细菌，但无法将其杀死，因为氧张力低，这会显著增加感染风险。胶原蛋白的成熟、内皮细胞增殖、角质细胞迁移和肉芽组织生长等都依赖充足的氧气，因而会受到低氧伤口环境的抑制。

45 国际糖尿病足工作组对糖尿病足溃疡治疗的建议有哪些？

国际糖尿病足工作组（IWGDF）伤口愈合工作组（IWGDF）对于糖尿病足溃疡治疗的各种方法均需要证据来支持其在临床中的应用。工作组在进行了大量文献复习和系统分析后，依据 GRADE 系统对建议强度和证据质量进行了评价，提出了以下主要建议。

（1）用清水或生理盐水对溃疡进行规律清洁，尽可能对伤口床进行清创，去除碎屑和坏死组织，用无菌惰性敷料管理渗液和维持伤口床温暖湿润环境以促进伤口愈合。（GRADE 建议强度：强；证据质量：低）

（2）通常情况下，优先使用锐器清创去除腐肉、坏死组织和周围胼胝，但要考虑相对禁忌证例如严重缺血。（GRAD 建议强度：强；证据质量：低）

（3）主要依据渗液管理能力、舒适度和成本来选择敷料。（GRAD 建议强度：强；证据质量：低）

（4）不要以改善伤口愈合或防止继发感染为目的使用抗菌敷料。（GRAD 建议强度：强；证据质量：中）

（5）必要时可以考虑使用全身高压氧治疗，尽管需要进一步的随机双盲对照研究来确认其性价比，以及确定最可能受益的人群。（GRAD 建议强度：弱；证据质量：中）

（6）局部负压伤口治疗可以用于术后伤口，尽管其有效性和性价比仍然需要进一步研究证实。（GRAD 建议强度：弱；证据质量：中）

（7）不优先选择通过改变伤口生物特性来促进伤口愈合的药物或制剂，包括生长因子、组织工程皮肤和气体，而应先选择被普遍接受的高质量治疗标准。（GRAD 建议强度：强；证据质量：低）

（8）不优先选择通过改变伤口物理环境来影响伤口愈合的制剂或药物，包括电、磁力、超声和冲击波，而应先选择被普遍接受的高质量治疗标准。（GRAD 建议强度：强；证据质量：低）

（9）不优先选择改善伤口愈合的全身治疗方法，例如药物和草药，而应先选择被普遍接受的高质量治疗标准。（GRAD 建议强度：强；证据质量：低）

46 在糖尿病足溃疡治疗过程中，如何选择敷料？

在糖尿病足溃疡治疗过程中，应根据渗液管理能力、舒适度和成本来选择敷料。不要以改善伤口愈合或防止继发感染为目的使用抗菌敷料。

在没有特定适应证的情况下，医务人员应该选择能有效管理渗液和维持湿性环境，且性价比高的产品。特别强调的是：没有一种敷料适合所用的伤口，需要根据不同伤口的情况选择适宜的种类。

47 全身高压氧治疗是否可以加速糖尿病足溃疡的愈合？

国际糖尿病足工作组对糖尿病足溃疡的治疗建议为：必要时可以考虑使用全身高压氧治疗，但尚需进一步的随机双盲对照研究来确认其性价比，以及确定最可能的受益人群。

48 什么是负压伤口治疗？

负压伤口治疗（NPWT）是采用了负压封闭愈合技术，负压封闭辅助闭合（VAC）是近年来开展的负压伤口治疗（NPWT）新技术，其利用智能化控制的负压吸引装置，通过连接管和填充敷料使伤口周围形成密闭环境，间歇或持续地在伤口处产生负压，以达到增加组织血流、减轻组织水肿和促进伤口修复及愈合的目的。

49 负压伤口治疗是否可以加速糖尿病足溃疡的愈合？

负压伤口治疗可以向伤口床施加持续或间断的负压，有效管理渗液，减轻水肿，促进伤口床血供改善，促进伤口愈合。对负压伤口治疗管理的需要医务人员应具备足够的专业知识，了解不同压力水平的影响、不同填充材料的效果和接触材料（直接与伤口床接触的敷料）的选择。一种理论认为负压伤口治疗可以有效引流渗液，减少敷料更换频率，保持伤口床清洁和去除异味。此外，还可以刺激肉芽组织生长和收缩伤口。也有学者认为负压伤口治疗可以通过机械作用增加组织灌注，也会因为造成患者行动不便而鼓励其减压。负压伤口治疗可以刺激和加速伤口总体愈合过程，但不能导致完全上皮化。负压伤口治疗可能的副作用包括伤口浸渍、敷料残留和伤口感染。鉴于该技术的相对复杂性和风险，需要医务人员具备足够的知识和技能。

50 使用负压伤口治疗的原理是什么？

负压封闭引流技术原理是在传统的引流管外包裹一层海绵状多孔材料，将创面缝合或使用特殊薄膜材料封闭，外加持续的负压吸引力。这样，引流管的引流面积更大，大块组织被过滤而不堵塞引流管，创面无死腔，渗出"零积聚"。而对于创面微环境的作用是：在额定负压作用下减轻组织间水肿，改善微循环，促进毛细血管再生减少细菌数量从而促进肉芽组织、上皮组织生长。

51 使用负压伤口治疗的适应证有哪些？

使用负压伤口治疗的适应证：严重软组织缺损及挫裂伤、大面积血肿及积液、骨筋膜室综合征切开减压术后、开放性创面合并感染者、大面积溃疡及压疮、其他体表脓肿及化脓性感染、植皮区术后感染、大面积糖尿病足溃疡等。

52 使用负压伤口治疗的优势有哪些？

（1）治疗时间明显缩短，减轻了患者的痛苦及医务人员的工作量，节约了有限的医疗资源。

（2）可有效预防交叉感染。

（3）具有高效、全方位、零积聚的引流，引流效果好。

（4）持续负压可以有效改善创面供血，促进创面愈合。

（5）紧密贴合的创面，可以有效避免残留脓肿及死腔的形成。

53 使用负压伤口治疗的护理注意事项有哪些？

（1）治疗完毕后，应向患者及陪护人员交代注意保护引流系统，不要牵拉管道，不要随意调整参数。

（2）注意保持引流有效性，避免尖锐物体如针头、指甲、床棱等刺破封闭膜致引流失败，引流管避免压迫、弯折。

（3）注意观察引流通畅情况，观察引流液性状及量，医护人员根据情况调整负压参数。

（4）遵循操作规程，防止创面继发性损伤。根据治疗周期，更换引流系统，应先撤除负压，轻轻揭去封闭半透膜及外层填充敷料，移除引流管道后，再揭除内层填充敷料。

（5）遇有敷料干结或与创面粘贴致密的情况，可先使用无菌生理盐水润湿后再予以揭除。

（6）如遇创面复杂巨大，去掉或更换敷料易造成严重疼痛时，必要时可在麻醉下实施操作。

54 使用负压伤口治疗的常见并发症预防及护理有哪些?

（1）创面填充敷料干结变硬：敷料干结变硬会影响引流效果，使用负压期间应及时观察、触摸可填充敷料。敷料干结变硬可由密封不严、漏气导致敷料脱出或创面渗液被吸净后所致。处理时，须在无菌情况下从引流管中缓慢逆行注入适量生理盐水，浸泡敷料使其重新变软后再次接通负压。若引流管中已无引流物持续流动，封闭半透膜也无鼓胀，此时可以不予处理，一般不会影响治疗效果。

（2）敷料残留：腔隙填塞时，注意取出全部填充敷料，避免残留。对于创口小、潜行腔隙大或窦道较深的部位要认真检查，特别注意避免因牵拉等原因导致小块敷料遗留在创腔内，影响愈合。

（3）引流管堵塞：表现为封闭半透膜鼓胀看不见管形。引流管被引流物堵塞时可阻断负压，也可使敷料鼓起，不见管形。此时可使用导丝疏通，必要时更换管路。另外，半透膜密封不严、负压源异常、引流管路接头处漏气、引流管被患者体重压迫、折叠也可导致类似问题，需要根据具体原因给予对症处理。

（4）出血过多：引流管内如有大量新鲜血液被吸出，应立即停止负压，检查创面内是否有活动性出血，止血后再使用负压引流。为避免出血并发症发生，术前应在保证清创效果的前提下，尽量减少手术创伤、彻底止血，减少创面渗血。术后要避免使用抗凝血药物。

（5）感染：感染创面消毒不彻底，无菌操作不严格均有可能导致感染发生。表现为敷料内有少许坏死组织和渗液残留，甚至出现黄绿色、灰褐色等污迹，严重散发出臭味。由于负压吸引的存在，一般不易发生感染扩散，但此时应重新消毒，更换新的引流系统。

（6）二次皮肤损伤：使用前应注意做好创口皮肤的清洁工作。如果发现毛囊感染、皮肤红肿等现象，应及时更换贴膜。对于皮肤菲薄、老年患者或合并有病变的患者，在粘贴和揭除封闭膜时，要避免暴力撕扯导致二次皮肤损伤，粘贴也不应过紧，以免形成张力性水疱，或可以提前使用敷料保护。

55 糖尿病患者日常清洗足部应注意哪些事项?

（1）用温水洗脚、并擦干：①养成每天洗脚的好习惯；②每天晚上用温水（＜

40℃）洗脚；③时间 5～10min；④用柔软的毛巾轻轻擦干。

（2）注意事项：①用无刺激性的浴皂或中性肥皂洗脚；②用温度计测量水温或请家人帮忙试温；③用浅色柔软毛巾擦干足趾间的水分；④保持足趾间干爽。

56 糖尿病患者日常检查足部应注意哪些事项？

每日检查双足，有助于及时发现潜在的问题。

（1）在良好的光线下观察足部情况。

（2）如果视力不好，戴眼镜。

（3）看不清的地方使用镜子或请人帮忙检查。

注意：①检查足背动脉、皮肤感觉是否正常；②检查足底、趾间及足部变形部位；③各种损伤、擦伤、水疱；④鸡眼和胼胝（老茧）；⑤皮肤温度、颜色；⑥皮肤干燥；⑦肿胀、溃疡。

57 糖尿病患者足部如何涂润肤霜及注意事项是什么？

（1）涂皮肤护理膏或润肤霜保持皮肤湿润。

（2）最好用带压力喷射装置的润肤霜。

（3）涂抹的同时适当按摩足部。

注意事项：①不要将润肤霜涂抹于足趾间或溃疡伤口上；②有严重足跟皲裂者，可以使用含尿素的特殊皲裂霜。

足部护理四步曲：①按摩足及下肢；②用手掌的大、小鱼际肌按摩足部；③从足趾趾尖开始，直到小腿；④时间 3～5 min，每日早、晚各 1 次，以促进足部血液循环。

58 糖尿病足部护理中，腿部运动有哪些？

（1）提脚尖：脚尖提起、放下；试着以单脚承受全身力量来做。

（2）抬脚跟：手抓紧椅子，踮起足尖，提起、弯下，同时垫足尖绕椅子走数圈抬脚跟。

（3）弯膝：手扶椅子，做弯膝运动，越低越好，背部保持挺直。

（4）坐椅运动：双臂交叉胸前，坐下，站起。

（5）上楼梯运动：踮脚尖，快速走上楼梯。

（6）抗衡运动：面向墙，双手抵住墙，双手的高度不宜超过肩膀高度，双脚伸直在后，双臂弯曲，身体挺直，身体往前靠。

59 糖尿病患者如何选择鞋、袜？

鞋子应舒适、合脚，使足趾在鞋内完全伸直，并可以稍微活动；鞋的透气性要好，选择能系带的平跟厚底鞋；建议穿浅色纯羊毛或棉制袜子，选择布料要软、合脚、吸水性好、透气性好的袜子，袜腰、袜口要松，不能过紧；避免穿有洞或修补不平的袜子；袜子要每天更换保持清洁。买鞋的时间应选在下午或黄昏；购置的新鞋，刚开始穿时应先试穿 30min，检查足部有无挤压或受摩擦处，再逐步增加穿用时间。

60 糖尿病患者如何避免皮肤受损？

糖尿病患者即使皮肤轻微损伤也可导致严重坏疽，因此避免皮肤受损、做好预防非常重要，首先选择鞋袜尺寸不能过小、过紧，洗脚时水温不要过高；不要赤足行走；光足穿鞋；冬天不要使用电热毯、热水袋、暖宝及加热器烘足，防止烫伤；不粘贴有损皮肤的胶布；严禁使用强烈消毒剂，如碘酒、苯酚等。修剪趾甲不宜太短，应与足趾相齐。

第 9 章

常见内分泌专科试验

1 什么是葡萄糖耐量试验?

口服葡萄糖耐量试验（OGTT）是检查糖代谢是否正常的一种标准方法。正常人服用一定量的葡萄糖后，血糖浓度暂时性升高，2h 内血糖浓度又可降至正常空腹水平。而患糖尿病或糖调节受损（糖尿病前期）的人群，摄入一定量葡萄糖后，血糖浓度可急剧升高且短时间内不能恢复到正常。正常人口服葡萄糖后，迅速由胃肠道吸收入血，30～60min 时血糖值达高峰，但一般不超过 8.9mmol/L（160mg/L）。OGTT 试验就是通过测定口服定量葡萄糖之前和 2h 后的血糖值，是否患有糖尿病或处于糖尿病前期阶段。临床上对怀疑糖尿病或糖调节受损，但症状不明显的患者，常采用 OGTT 来确诊。

2 葡萄糖耐量试验有什么临床意义?

因胰岛功能存在不足，不能释放出足够量胰岛素等因素引起糖代谢失常时，食入一定量的葡萄糖后，血糖浓度可急剧升高，而且短时间内不能恢复到原来的浓度水平，称为糖耐量异常。临床上对症状不明显的患者，可采用口服葡萄糖耐量试验来判断有无糖代谢异常，是明确诊断隐匿性糖尿病最可靠方法。临床意义：①糖耐量低减（IGT）。空腹血糖 6.2～7.8mmol/L，服糖水后 7.8～11.1mmol/L。②糖尿病：空腹血糖＞7.8mmol/L，服糖水后≥11.1mmol/L 或空腹值＜7.8mmol/L，而服糖水后两次血糖均≥11.1mmol/L。

3 葡萄糖耐量试验适应证有哪些?

（1）无糖尿病症状，随机或空腹血糖异常者。

（2）无糖尿病症状，有一过性或持续性糖尿。

（3）无糖尿病症状，但有明显糖尿病家族史。

（4）有糖尿病症状，但随机或空腹血糖不够诊断标准者。

（5）妊娠期、甲状腺功能亢进、肝病、感染，出现糖尿者。

（6）分娩巨大胎儿的妇女或有巨大胎儿史的个体。

（7）不明原因的肾病或视网膜病患者。

4 葡萄糖耐量试验禁忌证有哪些？

（1）已确诊的 2 型糖尿病患者。

（2）急性炎症期患者。

（3）对于胃肠道手术或胃肠功能紊乱影响糖吸收的患者，糖耐量试验不宜口服进行，而需采用静脉葡萄糖耐量试验。

（4）对 OGTT 正常但有糖尿病家族史者，可进行可的松 OGTT，但 50 岁以上者对葡萄糖的耐受力有下降的趋势。

（5）严重心、肾衰竭患者。

5 葡萄糖耐量试验检查前护士的准备有哪些？

（1）向患者讲解葡萄糖耐量试验的方法及意义，试验的基本过程，试验中可能出现的不适（如恶心等），取得患者的配合。

（2）物品准备：75g 葡萄糖粉 1 袋、温开水 300ml、搅拌棒 1 个、静脉采血针 4 个、真空采血管 4 个（灰色 2ml 抗凝管）、止血带。

6 葡萄糖耐量试验检查前患者的准备有哪些？

（1）试验前 3d 患者每天摄入的总热量应足以维持体重和膳食中的糖类含量不应小于 300g。

（2）试验前 1d 晚饭后禁食，空腹 12～16h 以上。

（3）试验前 3d 停服对血糖代谢有影响的药物，如利尿药、避孕药和降糖药等。

（4）试验期间应避免剧烈体力活动，不能吸烟和喝咖啡等。

7 葡萄糖耐量试验过程是什么？

（1）次日晨空腹抽取血液 2ml，抗凝，测定血浆葡萄糖，此为空腹血糖。

（2）将葡萄糖粉溶于 250～300ml 温开水中，可加几滴柠檬酸或食用醋调味，于 5min 内喝完，喝第 1 口开始计时，分别于喝糖水后 0.5h、1h、2h 前臂采血，注意按时取血，±5min 均可。动作轻柔，避免刺激引起患者精神紧张。

（3）观察患者，在检查时出现面色苍白、恶心及晕厥则应停止检查，安排其他时间复查。

（4）疑有反应性低血糖患者，加测服糖水后第 4 小时和第 5 小时两个点的血糖。

（5）取静脉血后应立即送查血糖。

（6）试验过程中，受试者不喝茶及咖啡，不吸烟，不做剧烈运动，但也无须绝对卧床；避免异常的体力活动、精神紧张及各种刺激。如口服避孕药物、降血糖药、水杨酸钠、普萘洛尔和某些利尿剂、激素等，应在试验前 3d 停药。如果需要，可在服糖水后 30min、1h、3h 抽取静脉血。正常值：空腹 3.9～6.1mmol/L；60min 6.7～9.5mmol/L；120min ≤7.8mmol/L；180min 3.9～6.1mmol/L。

8 葡萄糖耐量试验后注意哪些事项？

（1）试验后注意观察患者有无低血糖症状的发生。

（2）若恶心、晕厥、面色苍白等症状是在服糖水后 3～4h 出现，应考虑可能有低血糖反应。立刻抽血，送查血糖，并让患者吃些东西，密切观察。

（3）试验结束进餐，勿进食过快过多，以免造成胃部不适。

（4）试验中抽血次数多，要按照抽血位置，正确按压针眼，防止发生血管青紫现象。

9 葡萄糖耐量试验易受哪些因素的影响？

葡萄糖耐量试验易受多种因素影响，如年龄、饮食、健康状况、胃肠道功能、某些药物和精神因素以及标本采集和葡萄糖测定方法等。假阳性可见于营养不良、长期卧床、精神紧张、急慢性疾病；口服避孕药、糖皮质激素、甲状腺激素、烟酸、苯妥英钠、利尿药及单胺氧化酶抑制剂者。

10 卡托普利试验用于诊断什么疾病？

卡托普利试验可协助诊断肾血管性高血压，无特殊禁忌证。在正常人或原发性高血压患者，服卡托普利后血浆醛固酮水平被抑制到 416pmol/L 以下，而原醛症患者的血浆醛固酮则不被抑制。在口服卡托普利前后，必须定时监测血压，以防血压突然降低。

11 什么是卡托普利试验？

卡托普利是一种血管紧张素转化酶抑制剂，可抑制血管紧张素 I 向 II 转化，从而减少醛固酮的分泌，降低血压。卡托普利试验是于普食卧位过夜，次日 7 时开始取坐位至 8 时空腹取血并测血压，取血后立即口服卡托普利 50mg，继续坐位 2h，于上午 9 时、10 时坐位取血测血浆醛固酮、肾素活性及血管紧张素 II 浓度并测血压。

12 什么是卧立位试验？

卧立位试验指平卧过夜，清晨卧位采血测肾素、血管紧张素、醛固酮。保持立位走动 4h，再次采血测肾素、血管紧张素、醛固酮。肾上腺皮质醛固酮分泌腺瘤者，卧位醛固酮水平明显高于正常，肾素-血管紧张素水平明显低于正常，立位 4h 后醛固酮较前降低，肾素-血管紧张素较前无明显改变。肾素反应性腺瘤者，立位后肾素、血管紧张素、醛固酮较前升高。

13 卧立位试验的原理是什么？

正常人在隔夜卧床，上午 8 时血浆醛固酮值 110~330pmol/L，保持卧位到中午 12 时，血浆醛固酮浓度下降，和血浆皮质醇浓度的下降一致；如取立位时，则血浆醛固酮上升，因为站位后肾素-血管紧张素升高的作用超过血浆促肾上腺皮质激素的影响。特发性醛固酮增多症患者在上午 8~12 时立位时血浆醛固酮上升，并超过正常人，由于患者站立后血浆肾素有轻度升高，加上此型患者对血管紧张素的敏感性增强；醛固酮瘤患者在此条件下，血浆醛固酮不上升，反而下降，因为患者的肾素-血管紧张素系统受抑制更重，立位后也不能升高。肾素反应性腺瘤，由于站立位所引起的血浆肾素变化使血醛固酮明显升高。

14 留取 24h 尿如何测定尿游离皮质醇？

正常生活条件下晨 7 时留 24h 尿，第 1 次尿加冰醋酸 10ml 作防腐剂。混匀，次日晨 7 时记尿总尿量，取 10ml 送检。注意事项：女性患者应避免月经期留尿，防止血液混入尿中；适当控制饮水量，避免尿量过多或过少，尿量控制在 1000～2000ml 为宜，否则影响测定准确性；测定尿游离皮质醇不能用作判断糖皮质激素替代治疗剂量是否适宜的指标。

15 留取 24h 尿如何测定尿总醛固酮测定？

晨 7 时留 24h 尿，第 1 次尿加冰醋酸 10ml 作防腐剂，混匀，次日晨 7 时记总尿量后取 10ml 送检。注意事项：参见尿游离皮质醇测定（尿游离皮质醇和尿总醛固酮可同时留）。

16 留取 24h 尿如何测定尿儿茶酚胺？

先停用所有药物 3d，禁用咖啡、茶、巧克力及香蕉。停药第 3 天晨 7 时开始留 24h 尿，第 1 次尿加 10ml 浓盐酸作防腐剂，使尿 pH≤4.0。次日晨 7 时记总尿量，混匀后取总量的 1/5 送检。注意事项：食物和饮料中、香蕉、咖啡、茶、巧克力等可使尿儿茶酚胺增高。尿儿茶酚胺和尿（3-甲氧基-4-羟基-苦杏仁酸）两者可同留一份尿。

17 呋塞米激发试验的意义和原理是什么？

正常情况下，呋塞米激发试验后，血醛固酮明显增高；原发性醛固酮增多症时，血醛固酮无明显增高。呋塞米抑制肾小管髓袢升支对 Na^+、Cl^- 的重吸收，干扰了尿液的浓缩过程，使尿量增加；同时大量的 Na^+ 到达远曲小管和集合管，使 K^+-Na^+ 交换增加。净效应是血 Na^+ 降低，血容量减少，刺激肾小球旁器分泌肾素，水平增高，从而兴奋醛固酮的合成及分泌。在一定剂量的呋塞米的作用下，可以比基础状态下的激素测定更好地反映醛固酮释放增多的性质。

18 如何做呋塞米激发试验？

平卧过夜，清晨卧位采血测定醛固酮，肌内注射呋塞米 40mg，保持立位走动 2h 再次采血测定醛固酮。检查前应注意正常饮食及作息，防止内分泌紊乱。

19 早晨做抽血检查，检查前能喝水吗？

很多检查医生会要求空腹抽血。有的人怕吃饭影响结果，甚至在头一天晚上就不吃晚饭了，第 2 天早上也不敢喝一丁点水，以为这样做结果会很准确。结果饿得头晕眼花，严重者发生低血糖。那么空腹多长时间合适？检查前到底可不可以喝水呢？

空腹是指不摄入有热量的东西，如肉、蛋、奶等食物，禁食 8～12h。例如明天 8 时抽血，今晚 12 时之后就不要吃东西了，但通常不需要严格禁水，禁食期间可以喝水。在体检当天早晨，喝一杯 50～100ml 的白开水也是可以的。当然，这里说的水，单指白水，而不能喝饮料、酒、茶、咖啡因等。

综上所述，正确的做法是：前一天晚上正常吃饭，饮食清淡，不宜大鱼大肉，不吃夜宵，不饮酒、咖啡、浓茶，不吸烟，好好休息。体检当天早晨不吃早餐，可以喝少量水。

20 空腹抽血有哪些注意事项？

（1）体检项目，如肝功能、肾功能、血糖、血脂、电解质、内分泌功能，要求最好空腹。这是因为进食后，由于消化系统的消化与吸收，血液中的生化成分，如糖、蛋白质、脂类与各种无机离子等，可能会出现暂时性变化。而参考范围主要是以空腹血的正常测量值。个体如果用餐后血糖值与空腹血糖做比较，无法获得准确的临床判断。

（2）少数检查不但空腹，也要求严格禁水，如肾内科的血尿渗透压、肾素、血管紧张素、醛固酮检验。

（3）空腹不代表不能服药，通常在早晨吃的降压药、激素等，可以少量饮水服药后再去医院抽血。

（4）抽血时间最好在早上 7～9 时。

第10章 其 他

1 老年糖尿病患者的特点有哪些？

（1）健忘。
（2）淡漠。
（3）抑郁。
（4）认知缺陷。
（5）混合用药。
（6）双手灵活性下降。

2 老年糖尿病患者的评估有哪些？

（1）老年糖尿病患者应当注意多种功能的减退，治疗老年糖尿病患者时要注意更多方面。

（2）总体健康状况（伴随其他健康事件）：他们可能会因为其他疾病正服用其他药物，可能会影响降糖药的效果。

（3）肾功能（低血糖危险的增加）：如果患者有肾功能减退，可能因为药物不能有效从体内清除而增加发生低血糖的危险。

（4）家庭支持和监测：能帮患者记住吃药的安全方法也应被考虑，并在正确的时间吃药。

（5）视力。

（6）日常活动。

（7）混合用药：混合用药会增加药物相关副作用的发生。

（8）回顾所有的药物和治疗。

3 老年高血糖容易导致哪些急性和亚急性并发症？

（1）急性并发症：①渗透性利尿；②视力障碍；③精神学方面；④心肌梗死和脑缺血；⑤间歇性跛行；⑥乳酸酸中毒；⑦其他。

（2）亚急性并发症

1）渗透性利尿：引起夜尿增多，因频繁排尿而加重失眠。膀胱储尿增加而引起或加重尿失禁。夜间上厕所，因视力差，可能跌倒，并引起骨折。多尿引起脱水，老年人由于下丘脑渗透压调节中枢不灵敏对脱水的口渴反应差，饮水不足，轻者加重患者疲乏无力，重者如果不及时用胰岛素控制血糖，可发生高渗昏迷。

2）晶状体和房水中糖浓度升高可引起屈光异常和视力受损。视力障碍者易跌倒。

3）认知能力下降，对疼痛敏感，可发生情绪抑郁。

4）高血糖可增加血小板聚集由此而诱发心肌梗死和脑供血不足。

5）心肌梗死或败血症后出现微循环灌注不足，未良好控制血糖可发生乳酸酸中毒。

6）高血糖可影响记忆力，损害内源性阿片肽和阿片受体的结合能力，对疼痛敏感。

4 老年糖尿病患者常见低血糖表现有哪些？

（1）饥饿无力、心慌、出汗、手抖、视物不清。

（2）血糖多低于正常，也可以高血糖迅速下降但仍高于正常。

（3）血糖下降速度较慢，交感神经受 β 受体阻滞剂抑制或已有糖尿病交感神经病变者，缺乏上述表现。

（4）患者出现无力、多汗，一开始就可有神志改变，如发呆、嗜睡、反应迟钝、不合作、意识模糊等。亦可抽搐、半身不遂和 Babinski 征阳性。进食或补充糖分后可恢复。

（5）老年人患低血糖时可因肾上腺素分泌增多，使原有冠状动脉和脑动脉硬化病情加重。

5 老年糖尿病患者用药注意事项是什么？

对于老年人而言，避免低血糖、减少跌倒和外伤非常重要。以下措施非常重要。

（1）从最小剂量开始逐渐加量。

（2）选择短效药物，另外健康教育对于患者及其看护者非常重要。

（3）告诉老年患者当服用胰岛素促泌剂时规律进食的重要原因。

（4）要提醒他们当落下一顿药时不能把两顿药一起吃。

（5）口服药不是吃得越多越好。

6 老年人用药总体原则有哪些？

（1）个体化。

（2）随机性。

（3）选择患者的合理性。

（4）从最小剂量开始，逐渐增加到合理剂量。

（5）注意与其他药物的相互作用（β受体阻滞药、钙拮抗药）。

（6）服药时间视药物剂型及副作用而定。

（7）定期监测肝、肾功能。

（8）告知患者口服降糖药是非根治性的，需要与饮食、运动等相配合。

（9）当口服降糖药不能使血糖达标时，应尽早开始胰岛素治疗。

（10）告知患者要相信科学，不能相信广告中的夸张用词和江湖游医的"偏方"，一定要依照医生的指导服药。

（11）培养良好的心理素质，拒绝引诱、刺激、好奇和逃避现实的心理。

7 哪些因素可以导致尿糖阳性？

糖尿病患者可以有尿糖阳性，但是尿糖阳性不一定都是糖尿病。正常人尿内有微量葡萄糖，当血糖超过 8.96～10.08mmol/L 时，肾小管重吸收糖的能力达极限，血糖再高时已超出肾小管上皮细胞重吸收糖的能力（肾糖阈），尿中糖量增多，使尿糖定性试验呈阳性。

（1）血糖增高性尿糖（血糖超过肾糖阈）：见于糖尿病、甲状腺功能亢进、嗜铬细胞瘤、Cushing 综合征。糖尿病时的糖尿属于此种类型，也是最常见的。人体内有多种激素参与血糖的调控，胰岛素可以使血液中的葡萄糖进入细胞代谢，能降低血糖。但生长激素、甲状腺素、肾上腺素、皮质激素、胰高糖素等则能使血糖升高。

（2）肾性糖尿（肾糖阈降低所致）：见于慢性肾炎、肾病综合征、家族性糖尿。这主要是因为肾小管上皮细胞对葡萄糖的重吸收功能减退，引起肾糖阈降低所致的尿糖升高。

（3）假性糖尿：尿中还原物如维生素 C、尿酸、或随尿排出的药物如维生素 C、葡萄糖醛酸、异烟肼、链霉素、水杨酸、阿司匹林、水合氯醛，中药的黄连、黄芩、大黄等，可使班氏剂中铜还原，呈现假阳性。

（4）一过性糖尿：如大量进食糖类、静脉滴注大量葡萄糖、应激性糖尿（在颅脑外伤、心肌梗死、脑血管意外时，血肾上腺素或胰高糖素升高），都会出现一过性糖尿。精神过度紧张也可以导致精神性糖尿，也是一过性的。

（5）非葡萄糖性糖尿：除了葡萄糖外，如果其他糖类进食过多或该糖在体内出现代谢障碍，致使血中浓度升高时也会出现相应的糖尿。哺乳期女性由于乳腺分泌过多乳糖，也会随尿排出形成乳糖尿。

8 什么是酮症酸中毒？

酮症酸中毒是由于胰岛素不足、升糖激素不适当升高引起的糖、脂肪和蛋白质代谢严重紊乱，导致水、电解质和酸碱平衡失调，如饥饿、禁食、严重的妊娠反应，脂肪分解过多酮体浓度增高。当肝内酮体生成的量超过肝外组织的利用能力，血酮体浓度就会过高，导致酮血症和酮尿症。酮体中的乙酰乙酸和 β-羟丁酸都是酸性物质，在血液中蓄积过多时，可使血液变酸而引起酸中毒。酮症酸中毒多见于 1 型糖尿病患者或血糖控制不佳的 2 型糖尿病患者，是糖尿病最常见的急性并发症，表现为高血糖、高血酮和代谢性酸中毒，即多尿、烦渴多饮、乏力症状加重，进一步发展为食欲缺乏、恶心，伴头痛、烦躁、嗜睡、呼吸快，呼气中有烂苹果味，严重者可血压下降，甚至昏迷，危及生命。

9 如何预防酮症酸中毒？

严格控制血糖，预防并治疗低血糖及并发症，不能随意间断胰岛素的治疗，保持良好的血糖水平，预防并积极治疗感染，同时加强对糖尿病的了解与认识，不要给自己树立过高目标。生活要有规律，严格控制饮食，严禁饮酒，限制脂肪类食物摄入量，坚持体育锻炼，增强身体抵抗力。糖尿病患者如出现不明原因的厌食时，应特别注意，要及时到医院检查治疗。当糖尿病患者出现相关症状时应积极就近就诊，补充胰岛素及补液治疗，早期和积极的抢救可降低糖尿病酮症酸中毒死亡率。

10 糖尿病一定会遗传吗？

糖尿病与遗传有关，是糖尿病的病因之一。国外资料表明糖尿病患者中有糖尿病家族史者高达 1/4～1/2，是非糖尿病者的 4～10 倍，糖尿病患者一级亲属中，糖尿病患病率比非糖尿病者高 17 倍。但分 1 型和 2 型，1 型糖尿病是因为先天性的原因，导致胰岛素分泌不足，从而影响葡萄糖代谢，出现高血糖。2 型糖尿病胰岛素的分泌是足够的，但由于一些后天因素，如饮食、环境、疾病导致胰岛素不起作用，发生糖尿病。所以，糖尿病与遗传有一定关系，但不等于父母患糖尿病，孩子就一定会得。糖尿病在发病过程中，遗传因素占据着很大原因，但不存在绝对的遗传，更重要的决定因素还在于后天的生活方式。相关资料显示，我国 2 型糖尿病的遗传度为 51.2%～73.8%；而 1 型糖尿病的遗传度为 44.4%～53.7%。因此对于父母有糖尿病患者的，更应重视对危险因素的控制。

11 年轻人会患糖尿病吗？

1 型糖尿病常见于未成年人，其发病的高峰年龄是 10～14 岁，之后随年龄的增长患病率逐渐下降。2 型糖尿病在以往常见于 60 岁以上老年人。年龄每增长 10 岁糖尿病的患病风险增加 68%，但年龄增长只是 2 型糖尿病的危险因素之一。近年来，2 型糖尿病越来越多地发生在儿童和青少年身上，糖尿病已呈年轻化趋势，坐得多、动得少、身体发胖是年轻糖尿病患者的普遍特征。全球性增多的儿童肥胖症和缺乏身体锻炼，是普遍认为的糖尿病患病的关键诱因。具有遗传"基础"的人不一定发生糖尿病，因为糖尿病的发生还需要有环境因素的存在，如肥胖、长期高糖饮食、感染等，遗传因素与环境因素之间相互作用、相互影响最终诱发糖尿病。有糖尿病家族史者应控制饮食，避免肥胖，是预防糖尿病的最好方法。没有糖尿病家族史者，年龄超过 40 岁，也应控制体重的增长以防止糖尿病的发生。对于儿童，应从小控制孩子的体重，饮食要规律。高热量、少运动、压力大是糖尿病年轻化的三大诱因。因此，并不是上了年纪的人才容易患糖尿病，年轻人要养成健康的行为与生活方式，重视糖尿病的预防。

12 糖尿病可以治愈吗？

依照现阶段的医疗水平，糖尿病是无法完全治愈的，需终身治疗。糖尿病的预后取决于是否早期治疗及治疗效果。长期的血糖、血压、血脂良好控制可明显降低致残率，防止和延缓急、慢性并发症的发生与发展。处于糖尿病前期的部分患者的糖代谢异常是可逆的，及时发现并治疗后能恢复至血糖正常。但已出现临床症状的糖代谢紊乱，其病理过程一般不可逆，发展缓慢呈进行性发展，可出现不同程度的慢性并发症。现在对糖尿病的治疗集中在降低血糖，减少并发症上。虽然糖尿病现阶段无法完全治愈，但经过积极治疗可显著提高患者的生活质量，延长生存寿命。有效的药物治疗和生活饮食调理可有效减少并发症的发生。糖尿病患者要控制好血糖就必须坚持系统规范治疗，在心理调节、饮食控制、适度运动、合理用药、血糖监测等方面强化科学的自我管理。

13 糖吃得太多就会患糖尿病吗？

吃甜食与患糖尿病无明确因果关系。糖尿病是由遗传因素、环境因素共同作用所导致胰岛素分泌不足或胰岛素抵抗，生活方式危险因素中的确有膳食结构不合理，但健康人一两次摄入大量糖分并不足以引起糖尿病。吃糖太多会造成一过性高血糖，但此后通过肾脏对多余糖分的不断排出，以及身体在胰岛素的指挥下不断消耗或储存血中糖分，血糖水平很快就会回到正常，吃糖多增加了患糖尿病的概率。对于一个胰腺功能正常的健康人来说，多吃的糖会被机体利用、转化、储存、排出，保持血液中葡萄糖水平在正常范围。但长期进食过量糖分会增加胰腺的负担，再加上其他不健康的饮食生活习惯，会增加糖尿病的患病风险。但不吃甜食，不代表没有吃高糖饮食。我们平时吃的淀粉类食物如米饭、面条、馒头，进入胃肠道后会逐渐被消化分解，转化为糖，也会引起的血糖升高。就糖尿病患者而言，在高血糖之外还会有低血糖，低血糖有可能在短时间内危及生命，所以糖尿病患者并不是不吃东西，而是应该科学饮食，合理规划，并且应该随身携带少量食物，以防止低血糖的发生。

14 糖尿病前期是什么？有什么危害？

健康人空腹血糖＜6.1mmol/L，餐后（或口服葡萄糖耐量试验）2h 血糖＜7.8mmol/L；空腹血糖≥7.0mmol/L 和（或）餐后 2h 血糖≥11.1mmol/L，则可诊断为糖尿病。倘若空腹血糖和（或）餐后 2h 血糖高于正常，但尚未达到糖尿病的诊断标准，则称为糖调节受损，或称为糖尿病前期。糖尿病前期有 3 种转归的可能性：①维持于此阶段不进展；②尽管糖调节受损者的血糖水平只是轻微升高，也没有明显的不适症状，但这个阶段如果不及时有效地干预，血糖继续升高，葡萄糖的毒性作用会加重胰岛负担，最终几乎都会发展为糖尿病；③饮食加运动有效干预，部分人可能恢复糖代谢正常状态。研究发现，糖调节受损者发生大血管病变如脑卒中、冠心病及下肢血管病变的发生率已达到 40%；大血管病变主要与高胰岛素血症、胰岛素抵抗、脂代谢紊乱和血管内皮细胞功能异常等因素有关。由此可知，对糖调节受损者进行积极干预，不仅可以减少糖尿病的发生，还可以减少大血管病变的发生。

15 糖尿病前期如何进行生活干预？

相关研究表明：对糖耐量受损者进行 3 年左右的生活方式干预，糖调节受损者患 2 型糖尿病的危险程度降低 60%左右；采用药物（二甲双胍）干预的方法，平均观察 3 年，糖耐量受损者患 2 型糖尿病的危险程度降低 25%～30%。饮食干预：限制饮食的总热量和脂肪摄入，避免热量过剩及肥胖。多食富含纤维素的食品，如粗粮、蔬菜、水果、豆类等。少吃动物内脏、蛋黄及甜食，不吃油炸食品。运动干预：长期坚持中等强度的有氧运动，如快步走、慢跑、骑自行车、游泳、跳舞等，每日至少锻炼 30min，每周不少于 5d。控制体重：目前已知肥胖是 2 型糖尿病最重要的可逆转危险因素，成年时期能将体重控制在正常范围，可使 2 型糖尿病发生率降低 50%以上。

16 糖尿病都有哪些常见的分型？

①1 型糖尿病：以胰岛 B 细胞破坏为主，导致完全胰岛素缺乏，约占糖尿病患者总数的 10%，常发生于儿童和青少年，但也可发生于任何年龄。②2 型糖尿病：以往称为非胰岛素依赖型糖尿病，以胰岛素抵抗为主，伴有胰岛素分泌不足，约占糖尿病患者总数的 90%，发病年龄多在 40 岁以后。起病缓慢、隐匿。③妊娠糖尿病：妊娠妇女原来未发现糖尿病，在妊娠期，通常在妊娠中期或后期才发现的糖尿病，称为妊娠糖尿病。④其他特殊类型糖尿病。

17 1 型糖尿病和 2 型糖尿病区别是什么？

1 型糖尿病大多数在 40 岁以下发病，20 岁以下青少年及儿童绝大多数为 1 型糖尿病，仅极少数例外；2 型糖尿病大多数为 40 岁以上中老年人，50 岁以上患 1 型糖尿病很少。年龄越小，越容易患 1 型糖尿病；年龄越大，越容易患 2 型糖尿病。发生糖尿病时明显超重或肥胖者大多数为 2 型糖尿病，肥胖越明显，越易患 2 型糖尿病；1 型糖尿病患者在起病前体重多属正常或偏低。无论是 1 型糖尿病或是 2 型糖尿病，在发病后体重均有不同程度的降低，而 1 型糖尿病往往有明显消瘦。临床症状的区别：1 型糖尿病均有明显的临床症状如多饮、多尿、多食等"三多"症状，而 2 型糖尿病常无典型的"三多"症状。为数不少的 2 型糖尿病患者由于临床症状不明显，常难以确定何时起病。1 型糖尿病容易发生酮症酸中毒，2 型糖尿病较少发生酮症酸中毒，但年龄较大者易发生非酮症高渗性昏迷。1 型糖尿病容易并发眼底视网膜病变、肾脏病变和神经病变，而 2 型糖尿病除可发生与 1 型糖尿病相同的眼底视网膜、肾脏、神经病变外，心、脑、肾血管动脉硬化性病变的发生率较高，合并高血压也十分常见。因此 2 型糖尿病患者发生冠心病及脑血管意外的概率远远超过 1 型糖尿病患者，这是一个十分明显的不同点。临床治疗的区别：1 型糖尿病只有注射胰岛素才可控制高血糖，稳定病情，口服降糖药一般无效。2 型糖尿病通过合理的饮食控制和适当的口服降糖药治疗，便可获得一定的效果，口服降糖药治疗失败、胰岛 B 细胞功能趋于衰竭或出现严重的急慢性并发症，也是胰岛素的适应证。

18 为什么 1 型糖尿病患者饮食要强调定时定量？

1 型糖尿病必须使用胰岛素治疗，不规律的饮食更容易导致血糖波动，2 型糖尿病比较强调限制饮食中总热量的摄入，并强调通过合理运动促进热量的消耗。而对于 1 型糖尿病患者，更强调胰岛素治疗、饮食和运动三者之间的相互平衡。患者应在自我血糖监测的基础上，根据每日的活动量，灵活调整胰岛素用量、饮食量和餐次，避免低血糖的发生和血糖的较大幅度波动。患者尤其是处于生长发育阶段的青少年患者，应根据实际需要，给予平衡膳食以保证足够营养，同时避免高糖、高脂食物，多选择高纤维素食物，烹调以清淡为主。总热量的制订因人而异，在根据体重计算总热量的基础上，还要充分考虑患者的年龄、活动量、饮食习惯等因素。

第11章 常见糖尿病患者口服药物

1 盐酸二甲双胍片在什么情况下适用？怎么服用？

首选用于单纯饮食治疗及运动不能有效控制的 2 型糖尿病，特别是肥胖的 2 型糖尿病。餐中或餐后即可服用，可减少胃肠道反应。遵医嘱用药，从小剂量开始使用，逐渐增加剂量。通常起始剂量为 500mg，每日 2 次或 850mg，每日 1 次随餐服用。成人最大推荐剂量为 2550mg。对需进一步控制血糖患者，剂量可以加至每日 2550mg（即每次 850mg，每日 3 次）。每日剂量超过 2000mg 时，为了更好地耐受药物最好随三餐分次服用。

2 盐酸二甲双胍片有副作用吗？

副作用主要是对胃肠道的刺激，约 1/5 的患者会出现胃肠道不适，常见的有恶心、呕吐、腹泻、口中有金属味。长期服用可产生贫血症状，有时有乏力、疲倦、头晕、皮疹。长期大量服用甚至出现乳酸酸中毒，表现为呕吐、腹痛、过度换气、神志障碍。可减少吸收维生素 B_{12} 使血红蛋白减少，产生巨幼细胞贫血，也可引起吸收不良。

3 服用盐酸二甲双胍片需要注意什么？

1 型糖尿病不应单独服用二甲双胍片，可与胰岛素合用。用药期间经常检查空腹血糖、尿糖及尿酮体，定期测血肌酐、血乳酸浓度，定期检查肝、肾功能，以减少乳酸酸中毒和肝功能损害的发生。与胰岛素合用治疗时，防止出现低血糖反应。

4 如何减少服用二甲双胍后的消化道反应？

不空腹或饭前服药，尽量餐中或餐后服药。这样，药物的吸收基本不会受到影响，而不良反应会显著减少。对于刚刚开始服用二甲双胍的患者，可以在第 1 周的晚餐时服用一次药物。由于这些不良反应常与剂量有关，所以应从小剂量（500mg/d）开始，逐渐增加剂量，以使胃肠道慢慢适应。每日用量最好不超过 2g。可以考虑使用特殊剂型，如肠溶片、缓释片。这些剂型比起普通剂型来，引起的胃肠道不良反应更少。

5 造影前，是否需要停用二甲双胍？原因是什么？

二甲双胍本身不会对人体的肾功能产生影响，也不属于肾毒性药物，与碘造影剂也无相互作用，但其主要是经过肾排泄，可以抑制肝中乳酸转化为葡萄糖，导致乳酸蓄积，甚至发生乳酸酸中毒，碘化造影剂可能对二甲双胍的肾排泄有一定影响。向血管内注射含碘造影剂或碘化造影剂可能诱发急性肾损害或致肾衰竭，一旦发生造影剂肾病或造影后急性肾损伤，将会引起二甲双胍的累积和潜在的乳酸酸中毒，从而进一步加重肾损害，因此造影前，需要停用二甲双胍。

6 阿卡波糖片什么时间服用？

用餐前即刻整片吞服或与前几口食物一起咀嚼服用。遵医嘱服用，起始剂量为一次 50mg（每次 1 片），每日 3 次；以后逐渐增加至每次 0.1g（每次 2 片），每日 3 次。个别情况下，可增加至每次 0.2g（每次 4 片），每日 3 次。

7 服用阿卡波糖片容易发生低血糖吗？

阿卡波糖片具有抗高血糖的作用，但它本身不会引起低血糖。如果与磺酰脲类药物、二甲双胍或胰岛素一起使用时，血糖会下降至低血糖水平，故合用时需减少磺酰脲类药物、二甲双胍或胰岛素的剂量。在个别病例有低血糖昏迷的发生。

8 阿卡波糖片的副作用是什么？

常见消化系统不良反应：恶心、胃肠胀气、肠鸣音亢进、腹泻和腹痛。皮肤损害多表现为皮肤过敏性反应、皮疹、红斑。较严重的不良反应为肝损害（肝功能异常、黄疸、肝坏死等）、肠梗阻及淋巴细胞性大肠炎。

9 服用阿卡波糖片应注意什么？

由于阿卡波糖抑制糖苷酶引起未吸收的糖类发酵导致的稀溏便可能会影响地高辛的水解，以及阿卡波糖本身对地高辛有吸附作用，使用地高辛时，尽量不使用或停用阿卡波糖。如必须联合使用，建议阿卡波糖每餐随餐服用，地高辛晚 9 时后服用，同时加强对地高辛血药浓度的监测。阿卡波糖与胰酶制剂联用可能会导致阿卡波糖的作用降低。

10 瑞格列奈片什么情况下适用？什么时间服用？

瑞格列奈片用于饮食控制、减轻体重及运动锻炼不能有效控制其高血糖的 2 型糖尿病患者。瑞格列奈应在主餐前服用。口服瑞格列奈 30min 内即出现促胰岛素分泌反应。通常在餐前 15min 内服用，也可掌握在餐前 0～30min 服药。

11 长期服用瑞格列奈片会有哪些不良反应？

瑞格列奈最常见的不良反应为血糖水平的变化，如低血糖，症状包括焦虑、头晕、出汗、震颤、饥饿和注意力不集中。严重不良反应较罕见：低血糖昏迷和低血糖意识丧失，可在他人协助下输入葡萄糖。胃肠道不适症状常见腹痛、腹泻；偶见呕吐、便秘、恶心。少数会有视觉异常、心血管疾病及肝功能紊乱的发生。

12 哪些人群不能服用瑞格列奈片？

对瑞格列奈或其赋型剂过敏者；1 型糖尿病患者；伴或不伴昏迷的糖尿病酮症酸中毒患者；严重肝功能或肾功能不全的患者；妊娠期或哺乳期妇女及 12 岁以下儿童。

13 格列美脲片的服药时间是什么时候？

一天一次服用即可。建议早餐前立即服用，若不吃早餐，则于第一次正餐前立即服用。服药后不要漏用餐。须以足量的液体（约 150ml）吞服，不得咀嚼。

14 服用格列美脲片需要注意什么？

格列美脲片适用于通过饮食治疗、运动治疗及减轻体重均不能充分控制血糖的 2 型糖尿病。不适用于 1 型糖尿病、糖尿病酮症酸中毒或糖尿病前驱昏迷或昏迷的治疗。需定期测定糖化血红蛋白，如果漏服，不能通过服用更大剂量的药物来纠正。在治疗初期，低血糖的风险增加，须防止低血糖的发生，应规律进食、按时服药。服用格列美脲片可引起低血糖，经处理后血糖可恢复正常，低血糖反应可能会反复发生。所以，经处理血糖恢复正常后，还必须继续观察病情变化及血糖波动情况。

15 格列美脲片的副作用是什么？

由于格列美脲片的降血糖作用，可能发生低血糖或低血糖时间延长。症状包括头痛、极度饥饿感、恶心、呕吐、倦怠、困倦、睡眠障碍、烦躁不安、攻击性行为、注意力下降、警惕性和反应能力受损、抑郁、精神错乱、语言障碍、失语、视觉障碍、震颤、局部麻痹、感觉异常、头晕、无力、自我控制丧失、谵妄、惊厥、嗜睡和意识丧失甚至昏迷、呼吸表浅和心动过缓。重度低血糖发作的临床表现可能与脑卒中相似。偶尔可能发生过敏性或假性变态反应，例如瘙痒、荨麻疹或皮疹。在治疗开始阶段，由于血糖的改变，可能导致暂时性的视觉损害。偶尔可能发生胃肠道症状，如恶心、呕吐和腹泻、上腹压迫感或饱胀感和腹痛。在散发病例中，可出现肝炎、肝酶升高和（或）胆汁淤积和黄疸，但在格列美脲片停药后可恢复。

16 服用沙格列汀片时间受进餐影响吗？

口服，推荐剂量为 5mg，每日 1 次，服药时间不受进餐影响。用于 2 型糖尿病，可作为单药治疗，在饮食和运动基础上改善血糖控制。当单独使用盐酸二甲双胍血糖控制不佳时，可与沙格列订片联合使用，在饮食和运动治疗基础上改善血糖控制。对于 1 型糖尿病和糖尿病酮症酸中毒的有效性尚未确定，故不用于 1 型糖尿病或糖尿病酮症酸中毒患者。

17 服用沙格列汀片有什么注意事项？

不推荐肾功能不全及肝功能受损患者使用。沙格列汀不可用于对二肽基肽酶-4（DPP4）抑制剂存在严重过敏反应的患者，在服用沙格列汀片的糖尿病患者日常管理中，建议观察皮肤是否存在水疱、皮疹和溃疡。罕见的半乳糖不耐受遗传疾病、Lapp 乳糖酶缺乏症或葡萄糖-半乳糖吸收不良患者不得服用。胰岛素促泌剂会引起低血糖，因此，与沙格列汀合用时，需减少胰岛素促泌剂的剂量，以降低发生低血糖的风险。

18 伏格列波糖片在什么情况下适用？什么时间服药？

伏格列波糖片的作用是改善糖尿病餐后高血糖。适用于患者接受饮食疗法、运动疗法没有得到明显效果时，或者患者除饮食治疗、运动治疗外还用口服降血糖药物或胰岛素制剂而没有得到明显效果时。每日 3 次，餐前口服，服药后即刻进餐。

19 服用伏格列波糖片有什么注意事项？

伏格列波糖用于已明确诊断为糖尿病的患者。正在服用其他糖尿病药物的患者，同时服用本品有可能引起低血糖。对只进行糖尿病基本治疗即饮食疗法、运动疗法的患者，仅限于餐后 2h 血糖在 11.1mmol/L 以上。饮食疗法和运动疗法外，对并用口服降糖药或胰岛素制剂的患者，服用本品的指标为空腹时血糖值在 7.8mmol/L 以上。餐后 2h 血糖降到 8.9mmol/L 以下、饮食疗法、运动疗法或并用口服降糖药或胰岛素制剂就能够充分控制血糖时，应停止服用。有腹部手术史或肠梗阻史的患者和伴有消化和吸收障碍的慢性肠道疾病患者不宜服用，因伏格列波糖片可能使肠内气体增加，易出现肠梗阻样症状，引起消化道不良反应的可能性，有可能使病情恶化。

20 西格列汀二甲双胍片适用什么样糖尿病患者? 如何吃?

西格列汀二甲双胍片为复方制剂,其组分为磷酸西格列汀和盐酸二甲双胍。配合饮食和运动治疗,用于经二甲双胍单药治疗血糖仍控制不佳或正在接受两者联合治疗的 2 型糖尿病患者,不能用于 1 型糖尿病或糖尿病酮症酸中毒患者。

通常的给药方法是每日 2 次,进餐中服药,并且在增加药物剂量时应当逐渐增量以减少二甲双胍相关的胃肠道副作用。目前,临床 2 型糖尿病的基础治疗仍以二甲双胍为主,该药能够增加机体对葡萄糖的利用能力,提高胰岛素敏感性。然而,该药用于糖尿病患者的治疗中虽然能使血糖在短期内降低,但很难发挥长期控制血糖的功效。相关临床研究证实磷酸西格列汀能够纠正失调的胰岛素、胰高血糖素比例,降低血糖水平,使其保持在相对平稳的范围内。相关研究表明磷酸西格列汀二甲双胍复方制剂对 2 型糖尿病患者进行治疗,治疗效果明显优于仅采取二甲双胍进行治疗,且不良反应发生率更低。

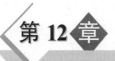

第 12 章　常用胰岛素及人工合成长效 GLP-1 受体激动药

1 门冬胰岛素什么时间注射?

门冬胰岛素注射液属于速效胰岛素类似物,比可溶性人胰岛素起效更快,作用持续时间更短。由于快速起效,所以一般须紧邻餐前注射。必要时,可在餐后立即给药。经皮下注射,部位可选择腹壁、大腿、上臂三角肌或臀部。为避免形成肿块,应在注射区域内轮换注射点。腹壁皮下注射后,10~20min 起效。最大作用时间为注射后 1~3h,作用持续时间为 3~5h。像所有胰岛素一样,剂量、注射部位、血流、温度和运动量均会影响其作用时间。所有胰岛素从腹壁皮下给药均比从其他注射部位给药吸收更快。如有必要,可由专业医务人员静脉给药。

2 门冬胰岛素 30 注射液是长效还是短效胰岛素?

门冬胰岛素 30 注射液是预混胰岛素,含 30%的超短效胰岛素和 70%的中效胰岛素。1ml 混悬液含 100U 的可溶性门冬胰岛素和精蛋白门冬胰岛素(相当于 3.5mg),比例为 30:70。为白色或类白色混悬液,使用前需振荡均匀分散。仅用于皮下注射,绝不可用于静脉给药,也不可用于肌内注射和胰岛素泵。应经皮下注射,部位可选择大腿或腹壁。也可选择臀部或三角肌区域。注射点应在同一注射区域内轮换,以降低脂肪代谢障碍风险。剂量、注射部位、血流、温度及运动量均会影响其作用时间。比双时相人胰岛素起效更快,所以一般须紧邻餐前注射。必要时可在餐后立即给药。

3 使用前如何混匀药液?

重新混匀后的药液必须呈均匀的白色雾状,否则不可使用。在使用前应立刻重新混匀,不得使用冷冻过产品。第一次使用本品前,保持笔芯水平,在手掌间滚搓 10 次，将笔芯上下摇动 10 次。重复上述滚搓和摇动动作直至药液呈均匀的白色雾状为止。胰岛素达到室温时更易混匀，摇匀后应立即注射。此后的每次注射将装有笔芯的注射系统上下摇动至少 10 次，直至药液呈均匀的白色雾状为止。检查笔芯中至少剩余 12U 的胰岛素，以保证充分混匀。如果剩余量少于 12U，需要更换新笔芯。

4 甘精胰岛素注射液如何使用?

甘精胰岛素属于长效胰岛素类似物，是一种在中性 pH 液中溶解度低的人胰岛素类似物，属于基础胰岛素，较中效胰岛素作用持续时间更长，药效更加平稳，无明显的作用高峰，具有长效作用，应该每天 1 次在固定的时间皮下注射给药。甘精胰岛素应皮下注射给药。不能静脉注射甘精胰岛素。甘精胰岛素在皮下组织内注射产生长效作用，如将平常皮下注射的药物剂量注入静脉内，可发生严重低血糖。不能同任何别的胰岛素或稀释液混合。混合或稀释会改变其时间、作用特性，混合会造成沉淀。皮下注射甘精胰岛素，一般 1～2h 起效，作用时间持续 24h，由于作用曲线平缓，因此较少发生低血糖事件。

5 使用地特胰岛素需要哪些注意事项?

地特胰岛素属于长效胰岛素类似物，是可溶性基础胰岛素类似物，其作用平缓且效果可以预见，作用持续时间长。每日注射 1 次或 2 次，依剂量不同，最长作用持续时间可达 24h，注射后 6～8h 达到最大血清浓度。当每日注射 2 次时，注射 2～3 次后达到稳态血清浓度。与其他胰岛素制剂相比，地特胰岛素治疗引起的体重增加较少，引起夜间低血糖的风险较低，因而可以进行更为积极的剂量调整以实现血糖达标。与口服降糖药联合治疗时，推荐地特胰岛素的初始治疗方案为每日 1 次给药。当地特胰岛素作为基础-餐时胰岛素给药方案的一部分时，应根据病情，每日注射 1 次或 2 次。对于为达到最佳的血糖控制而每日注射 2 次的患者，晚间注射可在晚餐时、睡前或早晨注射 12h 后进行。由于可能导致重度低血糖，绝不能静脉注射。与皮下注射相比较，肌内注射吸收更快，吸收量更大。如果与其他胰岛素制剂混合使用，其中之一或者两者的作用特性将会改变。与单独注射相比较，与快速起效的胰岛素类似物（如门冬胰岛素）同时使用，其最大作用将会降低和延迟。不能用于胰岛素泵。

6 赖脯胰岛素适用于什么患者？什么时间注射？

赖脯胰岛素属于速效胰岛素类似物，适用于需控制高血糖的糖尿病患者。

可在将要进餐之前给药，必要时也可以在餐后马上给药。通过皮下注射或持续皮下输液泵用药，也可以肌内注射，必要时还可以静脉内给药。皮下给药应当在上臂、大腿、臀部或腹部。注射部位应当轮流使用，同一个注射部位的注射一般每月不要超过 1 次。皮下给药时，注射时确保不要注射到血管中。注射后，不要按摩注射部位。皮下注射后起效时间为用药后 10～15min，作用高峰为用药后 1～1.5h，持续 4～5h。赖脯胰岛素注射液比可溶性胰岛素起效更快，作用持续时间取决于剂量、注射部位、血供、温度和体力活动情况。

7 利拉鲁肽注射液如何使用？

适用于成人 2 型糖尿病患者控制血糖；适用于单用二甲双胍或磺脲类药物可耐受剂量治疗后血糖控制仍不佳的患者，与二甲双胍或磺脲类药物联合应用，不得用于 1 型糖尿病患者或用于治疗糖尿病酮症酸中毒。每日注射 1 次，可在任意时间注射，无须根据进餐时间给药，经皮下注射给药，注射部位可选择腹部、大腿或上臂。在改变注射部位和时间时无须进行剂量调整。推荐每天同一时间注射，不可静脉或肌内注射。

8 注射利拉鲁肽注射液有什么优点和不良反应？

利拉鲁肽注射液能抑制高血糖素释放，减轻胰岛素抵抗，抑制食欲并缓解胃排空发挥降糖作用，突出优势是降低血糖、减轻体重、低血糖少。

常见不良反应为胃肠道不适：恶心和腹泻非常常见，呕吐、便秘、腹痛和消化不良常见，通常在治疗持续数天或数周内减轻，大部分恶心均为轻至中度，呈一过性，且很少会导致治疗停止，大部分初出现恶心症状的患者在继续治疗情况下，这些症状的频率和严重程度均会有所降低。头痛和上呼吸道感染也是常见不良反应。低血糖事件为常见不良反应，而当诺和力与磺脲类药物联用时则非常常见。未在单药治疗中观察到重度低血糖事件，重度低血糖主要发生在诺和力与磺脲类药物联用时。

9 新一代的超长效、可溶性基础胰岛素——德谷胰岛素注射液有哪些优势？

德谷胰岛素作为新一代超长效、可溶性基础胰岛素，血药浓度平稳，给药时间和部位灵活，夜间低血糖的发生风险更低。对于旅行中、工作时间不固定、经常处于不同的时区而需要倒时差的患者更为方便。

德谷胰岛素注射液是一种基础胰岛素，可以在全天任意时间皮下注射给药，使用德谷胰岛素后总体低血糖和夜间低血糖也显著降低。

德谷胰岛素在皮下注射前，以稳定的可溶性、双六聚体形式存在于溶液中。经皮下注射以后，德谷胰岛素形成多六聚体长链储存在注射部位，并缓慢解离释放出胰岛素单体。德谷胰岛素的半衰期接近 25h，作用时间长达 42h。由于其长效作用机制，每天注射 1 次，可以提供稳定、持久的基础胰岛素水平，具有非常持久和平稳的降糖作用。首次注射后，2～3d 就可以达到稳态血药浓度。

参 考 文 献

陈文健，廖米荣. 纳米银烧烫伤贴与常规凡士林纱布治疗糖尿病足的疗效比较[J]. 中国现代医生，2020，58（1）113-115.

国家卫生健康委员会. 基本医疗卫生与健康促进法施行[J]. 中国卫生画报，2020（6）：50-51.

韩苗，黄娟娟，韦仁杰，等. GFG 凝胶治疗感染性糖尿病足溃疡创面效果观察[J]. 护理研究，2022，36（20）：3745-3748.

胡丽，皮银珍，胡韵婷，等·自体富血小板凝胶治疗难治性糖尿病足溃疡的疗效和机制[J] 贵州医科大学学报，2020，45（12）：1464-1468.

黄锐娜，黄锐佳，牛彩丽，等. 银离子敷料治疗糖尿病足溃疡疗效的 Meta 分析[J]. 中国组织工程研究，2019，23（2）：323-328.

惠艳红，耿晴晴. 压疮的临床护理新进展[J]. 世界最新医学信息文摘. 2018，18（62）：71-74

李惠东，石伟玲，李书慧. 生长因子联合湿性敷料在慢性伤口护理中的应用[J]. 护理研究，2019，33（23）：4144-4145.

李婷，孟涛，刘斌焰，等. 自体富血小板血浆治疗糖尿病慢性皮肤溃疡疗效的 Meta 分析[J]. 中国老年学杂志，2020，40（14）：2952.

李文婕，游艾佳，周俊丽，等. 不同种类敷料治疗烧伤疗效 的网状 Meta 分析[J]. 中国组织工程研究，2023，27（7）：1141-1148.

刘小丽，朱琳瑜. 黄芩联合湿润烧伤膏治疗老年慢性顽固性皮肤溃疡的临床疗效观察[J]. 保健医学研究与实践，2016，13（2）：54-57.

苏金玲. 湿性敷料在慢性伤口中的应用研究进展[J]. 微创医学，2019，14（3）：364-366.

汤文彬，李孝建，邓忠远，等. 统一创面手术方案对大面积深度烧伤患者治疗结果的影响[J]. 中华烧伤杂志，2015，31（4）：254

吴晶，杜娟，赵翠杨. 纳米银促进难愈性糖尿病足伤口修复的效果[J]. 中国老年学杂志，2021，41（24）：5511-5514.

刘鸿雁，黄文炼，李竺憬，等. 同种异体富血小板对糖尿病足创面的愈合再生情况分析[J]. 中国输血杂志，2021，34（4）：358-361.

徐玲，蒋琪霞. 我国 12 所医院压疮现患率和医院内获得性压疮发生率调研[J]. 护理学报，2012，19（9）：9-13.

张健，刘小龙，查天建，等. 富血小板血浆在糖尿病足创面修复中的作用研究[J]. 中华损伤与修复杂志（电子版），2022，17（2）：131-134.

张进进，王海莹，黄永莉，等. 血小板裂解液凝胶治疗糖尿病足的疗效观察解放军预防医学杂志，2020，38（10）：68-70.

张留栓，田彭. 重组人粒细胞巨噬细胞集落刺激因子凝胶与脱细胞异种皮治疗深Ⅱ度烧伤创面的临床效果比较[J]. 临床和实验医学杂志，2016，15（7）：662-664.

《中国老年型糖尿病防治临床指南》编写组，2022. 中国老年 2 型糖尿病防治临床指南 2022 年版. 中国糖尿病杂志，2022，30（1）：2-51.

中国心血管健康与疾病报告编写组. 中国心血管健康与疾病 报告2021概要[J]. 中国循环杂志，2022，37（6）：553-578.

中华医学会糖尿病学分会，国家基层糖尿病防治管理办公室. 国家基层糖尿病防治管理指南（2022）[J]. 中华内科杂志，2022，61（3）：249-262.

中华医学会糖尿病学分会. 中国 2 型糖尿病防治指南（2020 年版）（上）[J]. 中国实用内科杂志，2021，41（8）：668-695.

周玉洁，杨美玲，张洪君，等. 压疮分期及其护理进展[J]. 中国护理管理，2014，14（7）：683-686.

Afshar R，Tang T S，Askari A S，et al. Peer support interventions in type 2 diabetes：review of components and process outcomes. Journal of Diabetes，2020，12（4）：315-338.

Ahmad M，Sultana M，Raina R，et al. Hypoglycemic，hypolipidemic，and wound healing potential of quercetin in streptozotocin-induced diabetic rats. Pharmacog Mag，2017，13（Suppl 3）：S633-S639.

Al Mutairi KB，Hendrie D. Global incidence and prevalence of pressure injuries in public hospitals：A systematic review. Wound Medicine，2018，22：23-31.

Aloweni F，Ang SY，Fook-Chong S，et al. A prediction tool for hospital-acquired pressure ulcers among surgical patients：surgical pressure ulcer risk score. Int Wound J，2019，16（1）：164-175.

Anonymous A. TCCC Updates：Tactical Combat Casualty Care Guidelines for Medical Personnel：3 June 2015[J]. Journal of Special Operations Medicine A Peer Reviewed Journal for Sof Medical Professionals，2015，15（3）：129.

Armstrong DG，Boulton A，Bus SA，Diabetic foot ulcers and their recurrence [J]. New England Journal Of Medicine，2017，376（24）：2367-2375.

Arnold DE，Heimall JR. A review of chronic granulomatous disease [J]. Adv Ihe，2017，34（12）：2543-2557

Bjerke T，Greenfield M，Segletes S. The Mechanochemistry of Damage and Terminal Ballistics[J]. Procedia Engineering，2015，103：35-42.

Blaney D Melioidosis. In：Heymann DL，ed Control of Communicable Diseases Manual[J]. 20th ed APHA Press. Washington，2015：397-401

Chappuis E，Sundar S，Hailu A et al. Visceral leishmaniasis：what are the needs for diagnosis，treatment and control[J]? Nat Rev Microbio，2007，5（11）：873-882

Colak B，Yormaz S，Ece I，et al. Comparison of collagen granule dressing versus conventional dressing in patients with diabetic foot ulcer [J]. International Journal of Lower Extremity Wounds，2022，21（3）：279-289.

Daemi A，Lotfi M，Farahpour MR，et al. Topical application of Cinna/nomum hydroethanolic extract improves wound healing by enhancing re-epithelialization and keratin biosynthesis in streptozotocin□induced diabetic mice[J]. Pharm Biol，2019，57（1）：799-806.

Dagne DA，Jannin J. Leishmaniasis. In：Heymann DL，ed　Control of Communicable Diseases Manual. 20th ed APHA Press，Washington，2015：337-44

Dem Ouden H，Vosr C，Rutten G E H M. Effectiveness of shared goal setting and decision making to achieve treatment targetsintype2 diabetes patients：acluster-randomized trial（OPTIMAL）[J]. HealthExpectations，2017，20（5）：1172-1180.

Dheda K，Barry CE，Maartens G. Tuberculosis[J]. Lancet，2016，387：1211-1226

Djavid G，Tabaie S，Tajali S，et al. Application of a collagen matrix dressing on a neuropathic diabetic foot ulcer a randomised control trial[J]. Journal of wound care，2020，29（Suppl 3）：S13-S18.

Essa M，Ahmad K，Zayed M，et al. Comparative study between silver nanoparticles dressing（SilvrSTAT Gel）and conventional dressing in diabetic foot ulcer healing：a prospective randomized study[J]. International Journal of Lower Extremity Wounds，2023，22（1）48-55.

Fu J，Huang JJ，Lin M，et al. Quercetin promotes diabetic wound healing via switching macrophages from Ml to M2 polarization[J]. J Surg Res，2020，246：213-223.

Geirhos A，Stephan M，Wehrle M，et al，2022. Standardized evaluation of the quality and persuasiveness of mobile health applications for diabetes management. Sci Rep，12（1）：3639.

Gelman AB，Norton SA，Valdesrodriguez R，et al. A review of skin conditions in modern warfare and peacekeeping operations[J]. Military Medicine，2015，180（1）：32-37.

Gunshot caused facial wound：Literature review and clinical study of three cases[J]. Revista Odontológica Mexicana，2017，21（2）：125-132.

Han YM，Jiang YQ，Li Y，et al. An aligned porous electrospun fibrous scaffold with embedded Asiatic acid for accelerating diabetic wound healing[J]. J Mater Chem B，2019，7（40）：6125-6138.

http：//www. diabetesatlas. org/国际糖尿病联盟（IDF）官网

https：//www. wxkol. com/show/3078300226. html 慢伤前沿公众号

https：//www.. diabetes. com. cn 糖尿病网

Huang ES，Nathan AG，Cooper JM，et al. Impact and feasibility of personalized decision support for older patients with diabetes：a pilot randomized trial[J]. Medical Decision Making，2017，37（5）：611-617.

IDF. IDF diabetetesatlas [EB/OL]. （2015-12-20）[2021-10-1]. https：//www. diabetes. org.

Ishida Y，Kuninaka Y，Nosaka M，et al. CCL2-mediated reversal of impaired skin wound healing in diabetic mice by normalization of neovascularization and collagen accumulation[J]. J Invest Dermatol，2019，139（12）：2517-2527，e5.

Jackson DE，Durrant LA，Hutchinson M，et al. Living with multiple losses：Insights from patients living with pressure injury. Collegian，2017.

Kaufman Y，Cole P，Jr H L. Facial gunshot wounds：trends In management[J]. Craniomaxillofacial Trauma & Reconstruction，2009，2（2）：85.

Kouhbananinejad SM，Derakhshani A，Vahidi R，et al. A fibrinous and allogeneic fibroblast-enriched membrane as a biocompatible mate□rial can improve diabetic wound healing[J]. Biomater Sci，

2019, 7（5）: 1949-1961.

Kumar D, Jena GR, Ram M, et al. Hemin attenuated oxidative stress and inflammation to improve wound healing in diabetic rats[J]. Naunyn Schmiedebergs Arch Pharmacol, 2019, 392（11）: 1435-1445.

Li F, Shi YJ, Liang J, et al. Curcumin-loaded chitosan nanoparticles promote diabetic wound healing via attenuating inflammation in a diabetic rat model[J]. J Biomater Appl, 2019, 34（4）: 476-486.

Liu H, Zhao YL, Zou YC, et al. Heparin-poloxamer hydrogel-encapsulated rhFGF21 enhances wound healing in diabetic mice[J]. FASEB J, 2019, 33（9）: 9858-9870.

Lu Q, Wang J, Wei X, et al. Cost of diabetic foot ulcer management in China: a 7-year single-center retrospective review [J]. Diabetes Metabolic Syndrome and Obesity: Targets and Therapy, 2020, 13: 4249-4260.

Martin P, Nunan R. Cellular and molecular mechanisms of repair in acute and chronic wound healing[J]. Br/Derm, 2015, 173（2）: 370-378

Meaume S, Edmonds M, Lobman R, et al. Sucrose octasulfate dressing versus neutral dressing in patients with diabetic foot ulcer: results of a prospective, european, randomised, doubleblind, controlled trial（' explorer *）. Journal of the Dermatology Nurses' Association, 2020, 12（2）.

Moin T, Duru OK, Turk N, et al. Effectiveness of shared decision-making for diabetes prevention: 12-month results from the prediabetes in formed decision and education（PRIDE）trial[J]. Journal of General Internal Medicine, 2019, 34（11）: 2652- 2659.

Moore LSP, Leslie A, Meltzer M, et al. Corynebacterium ulcerans cutaneous diphtheria[J]. Lancet infect Dis, 2015, 15（9）: 1100-1107

Morbach S, Furchert H, Groeblinghoff U, et al. Long-term prognosis of diabetic foot patients and their limbs[J]. Diabetes Care, 2012, 35（10）: 2021-2027.

National Centre for Classification in Health, International Statistical Classification of Diseases and Related Health Problems, Tenth Revision, Australisn Modification. 11th ed, 2019.

National pressure Ulcer Advisory Panel and Eueopean Pressure Ulcer Advisory Panel （NPUAP/EPUAP）. Prevention and treatment of pressure ulcers: Clinical practice guideline[M]. Washington, DC: National Pressure Ulcer AdvisoryPanel, 2009.

Ozay Y, Giizel S, Yumrutas O, et al. Wound healing effect of kaempferol in diabetic and nondiabetic rats. J Surg Res, 2019, 233: 284-296.

Padula WV, Gibbons RD, Valuck RJ, et al. Are evidence-based practices associated with effective prevention of hospital-ac-quired pressure ulcers in US academic medical centers? [J]. Med Care, 2016, 54（5）: 512-518.

Patterson TE, Thompson GR, Denning DW et al. Practice guidelines for the diagnosis and management of aspergillosis: 2016 updated by the Infectious Diseases Society of America[J]. Clin Infect Dis, 2016, 63（4）: el-e60

Pires IM, Garcia NM. Wound area assessment using mobile application. Biodevices, 2015: 271-282

PK Stefanopoulos. Gunshot wounds: A review of ballistics related to penetrating trauma[J]. Journal of Acute Disease, 2014, 3（3）: 178-185.

Raviglione MC, Getahun H. Tuberculosis and other mycobacterial diseases. In: Heymann DL, ed. Control of Communicable Diseases Manual[J]. 20th ed APHA Press, Washington, 2015: 637-650

Reithinger R, Dujardin C, Louzir H, et al. Cutaneous leishmaniasis Lancet Infect Dis, 2007, 7（9）: 581-596

Singh R, Garcia-Gomez I, Gudehithlu KP, et al. Bitter melon extract promotes granulation tissue growth and angiogenesis in the diabetic wound[J]. Adv Skin Wound Care, 2017, 30（1）: 16-26.

Skrepnek GH, Mills JS, Armstrong DG. A diabetic emergency one million feet long disparities and burdens of illness among diabetic foot ulcer cases within emergency departments in the United Sutes, 2006—2010[J]. Pios One, 2015, 10（8）: el34914.

Stanton J, Hickman A, Rouncivell D, et al. Promoting patient concordance to support rapid leg ulcer healing[J]. Community Nurs, 2016, 30（6）: 28-35

Sun H, Saeedi P, Karuranga S, et al. IDF Diabetes Atlas: global, regional and country-level diabetes prevalence estimates for 2021and projections for2045[J]. Diabetes Research and Clinical Practice, 2022, 183: 109119.

Tubaishat A, Papanikolaou P, Anthony D, et al. Pressure uleers prevalence in the acute care setting: A systematic review, 2000—2015[J]. Clin Nurs Res, 2018, 27（6）: 643-659.

Viswanathan V, Juttada U, Babu M. Efficacy of recombinant human epidermal growth factor （Regen-D 150）in healing diabetic foot ulcers a hospital-based randomized controlled trial [J]. International Journal of Lower Extremity Wounds, 2020, 19（2）: 158-164.

Wilhelm K P, Wilhelm D, Bielfeldt S, 2017. Models of wound healing: an emphasis on clinical studies[J]. Skin Res Technol, 23（1）: 3-12.

Zafari F, Shirian S, Sadeghi M, et al. CD93 hematopoietic stem cells improve diabetic wound healing by VEGF activation and down regulation of DAPK-1[J]. J Cell Physiol, 2020, 235（3）: 2366-2376.

Zafari F, Shirian S, Sadeghi M, et al. CD93 hematopoietic stem cells improve diabetic wound healing by VEGF activation and down□regulation of DAPK-1[J]. J Cell Physiol, 2020, 235（3）: 2366-2376.

Zhang LJ, Yin HX, Lei X, et al, 2019. A systematic review and meta analysis of clinical effectiveness and safety of hydrogel dressings in the management of skin wounds. Front Bioeng Biotechnol, 7: 342.

Zhao Z, Jun X, Min D, et al. Changes of type I and Ⅲ collagen and matrix metalloproteinase 2 and 9 on the wound of diabetic foot ulcer with external application of medical collagen dressing [J]. Chinese journal of tissue engineering research, 2022, 26（10）1544-1550.